BASTEI
LÜBBE

Über die Autorin:

Laura Rothenberg wurde in New York geboren, wo sie auch aufwuchs. Ihr Tagebuch wurde in Auszügen in den *Radio Diaries* veröffentlicht und erschien in der *New York Times* sowie im *U.S. World Report*. Laura starb im Alter von 22 Jahren im März 2003.

Laura Rothenberg

Aufatmen

Leben mit Mukoviszidose

Aus dem Englischen von Brigitte Döbert

Mit einem Vorwort von Rolf Hacker, Vorsitzender der Christiane Herzog Stiftung

BASTEI LÜBBE

BASTEI LÜBBE TASCHENBUCH
Band 61569

1. Auflage: Juli 2005

Deutsche Erstausgabe

Bastei Lübbe Taschenbücher in der Verlagsgruppe Lübbe

Titel der amerikanischen Originalausgabe:
Breathing for a Living

Redaktion: Sylvia Gredig
Titelbild: © Edward Holub/CORBIS
Umschlaggestaltung: Bianca Sebastian
Satz: Textverarbeitung Garbe, Köln
Druck und Verarbeitung: Ebner & Spiegel, Ulm
Printed in Germany
ISBN 3-404-61569-7

Sie finden uns im Internet unter
www.luebbe.de

Der Preis dieses Bandes versteht sich einschließlich
der gesetzlichen Mehrwertsteuer.

Für meine Eltern, Mary Sinclair Rothenberg
und Doktor Jon Rothenberg, die mir gezeigt haben,
wie ich trotz der Krankheit leben kann.
Mögen sie beide sehr, sehr glücklich sein.

INHALT

VORWORT

Mukoviszidose – hinter diesem Zungenbrecher verbirgt sich die häufigste erbliche Stoffwechselerkrankung in unseren Breiten. In Deutschland sind rund 8 000 junge Menschen davon betroffen, jeder 25. trägt den Gendefekt in sich, der für diese tragische Krankheit verantwortlich ist. Mit der Diagnose »Mukoviszidose« beginnt für die jungen Betroffenen und ihre Familien ein Kampf, bei dem es buchstäblich um die Kraft zum Atmen geht: Ein zäher Schleim – Folge des Gendefekts – verstopft zunehmend lebenswichtige Organe. Besonders betroffen sind die Lungen, die wegen der vielen Infektionen, die mit dem Krankheitsverlauf einhergehen, mehr und mehr ihre Funktion verlieren. Mukoviszidose ist immer noch unheilbar. Zwar konnte 1987 der Gendefekt auf dem Chromosom 7 lokalisiert werden, doch ist es bis heute trotz intensiver Bemühungen nicht gelungen, eine effektive Gentherapie zu entwickeln. So sind die Betroffenen weiter auf die konventionelle Therapie ihrer Krankheit angewiesen: Zum Behandlungsalltag gehört eine Vielzahl von Medikamenten, Krankengymnastik, eine hochkalorische Ernährung, Sport und immer wieder Aufenthalte im Krankenhaus oder in Kureinrichtungen. Der Kampf gegen die Mukoviszidose verlangt den Kindern und jungen Erwachsenen ungeheure Disziplin ab. Leben mit Mukoviszidose – was das heißt, beschreibt die junge Amerikanerin Laura Rothenberg eindringlich in ihrem Buch, das aus einem Tagebuch für das Radio entstanden ist.

Lauras Tagebuch zeugt vom ungeheuren Lebenswillen junger Menschen, die um die Begrenztheit ihrer Tage wissen, vom Ringen um Normalität, um ein selbstbestimmtes, erfülltes Leben trotz ihrer schweren, stetig fortschreitenden Krankheit.

Als letztes Mittel bleibt Mukoviszidose-Patienten bislang nur eine Lungentransplantation. Die Entscheidung, sich auf die Warteliste für die Transplantation setzen zu lassen, fällt oft schwer – auch davon berichtet Laura Rothenberg. Und für viele Mukoviszidose-Betroffene erfüllt sich der Wunsch nach einer neuen Lunge nicht – ihre Kräfte verlassen sie, bevor ein passendes Organ bereitsteht. Laura hat – zunächst – Glück gehabt. Erfolgreich Transplantierte berichten davon, dass sie den Tag ihrer Operation wie einen zweiten Geburtstag empfunden haben, wie den Beginn eines neuen Lebens, das nicht mehr von der Mukoviszidose dominiert wird.

Verpflanzte Organe aber können versagen. Laura Rothenberg hat das erfahren müssen. Sie hat den Kampf gegen die Mukoviszidose doch noch verloren. Das Buch mit ihren Erinnerungen ist deswegen eine Erinnerung an sie. Und doch ist es ein Buch, das Mut und Hoffnung macht. Es zeigt uns einen jungen Menschen mit einem eigenen Kopf, der das Leben trotz aller Beschränkungen genießen will, der die Schönheit des Lebens feiert, auch wenn er immer wieder dem Tod begegnet. Wenn Laura eine ebenfalls mukoviszidosekranke Freundin mit dem Satz zitiert: »Wenn Gott ein perfektes Heute hätte schaffen wollen, hätte er nicht das Morgen geschaffen«, dann spricht daraus eine besondere Weisheit und Lebensbejahung.

Rolf Hacker
Vorsitzender der Christiane Herzog Stiftung

Informationen zur Christiane Herzog Stiftung im Anhang

KAPITEL 1

Die Entscheidung

Ich wache zum Schlaf und lass mir Zeit damit
Ich spüre mein Schicksal in der Abwesenheit von Angst
Ich lerne, indem ich dahin gehe, wohin ich gehen muss

Theodore Roethke,
The Waking (Das Erwachen)

Januar 2000

Ich bin in der Midlifecrisis. Morgen werde ich 19. Das klingt nach Melodrama. Aber medizinisch gesehen hätte ich diese Krise vor fünf Jahren haben sollen – laut Statistik liegt meine Lebenserwartung bei 28 Jahren.

Andererseits haben die meisten Menschen ohne zystische Fibrose (Mukoviszidose) ihre Midlifecrisis um die 40 herum, und manche sterben schon mit 65 Jahren, also denke ich, es ist ganz in Ordnung, wenn meine ein bisschen zu spät kommt. Wäre ich zehn Jahre früher auf die Welt gekommen, 1971, hätte ich meine Midlifecrisis mit fünf Jahren haben müssen. Wie kann ein Kindergarten-Kind eine Midlifecrisis haben? Meine Freunde reden mir gut zu, ich solle mir keine Sorgen machen, ich solle optimistischer sein. Also sitze ich wie jeden Morgen in meinem Zimmer im Studentenwohnheim mit einem irischen Frühstückstee in meinem Kaffeebecher, der himmelblaue Teppichboden um mich übersät mit Papieren und nagelneuen, in der Buchhandlung auf dem Campus gekauften Büchern, und das Bett ist nicht gemacht.

In letzter Zeit war ich richtig sportlich. In eineinhalb Wochen war ich dreimal schwimmen, kein schlechter Schnitt. Außerdem habe ich im Sportstudio auf dem Fahrrad trainiert, etwas, wozu mir die Ärzte seit Jahren raten. Kat – mit ihr teile ich dieses Zimmer – meint, ich solle vorher Dehnungsübungen machen, aber dafür fehlt mir ganz entschieden die Geduld. Das Wasser ist kalt, wenn man den großen Zeh hineinhält, aber wenn ich erst einmal mit dem Brustschwimmen loslege, ist es erfrischend. Ich gerate ins Nachdenken … Ich habe eine Zeit lang in der 92nd Street Unterricht genommen und das Kraulen gelernt. Wenn ich das heute versuche, gerate ich ganz schnell außer Atem. Letzten März war ich in der Karibik und das Wasser hatte dieselbe Farbe wie hier im Schwimmbad, aber es stank nicht nach Chlor, ich konnte überall stehen, und die Fische, die um mich herumschwammen, kitzelten ein bisschen. Ich habe sogar einen Stechrochen gesehen, hu, hat der mir eine Angst eingejagt. Eine Bahn geschwommen, bleiben noch 29 übrig.

Ich bin eine typische Collegestudentin, wenn es so etwas gibt. Außer dass ich niemals im hohen Alter auf mein Leben zurückblicken können werde. Der Augenblick, in dem ich mich nach dem Wann und Wo und Wer frage, macht mich ärgerlich. Beim Einschlafen stelle ich mir oft genug vor, was passieren könnte: Meine Lunge kollabiert, sie bringen mich mit dem Rettungswagen, Blaulicht und Sirenengeheul so schnell wie möglich ins Krankenhaus, ich muss mich vom College beurlauben lassen. Oder: Ich bekomme plötzlich hohes Fieber und huste Blut … ich könnte endlos fortfahren, mir solche Situationen vorzustellen, aber mir wird speiübel dabei. Ich denke jeden Tag an den Tod. Ich habe im Alter von 17 Jahren ein Gedicht über meine Beerdigung geschrieben.

Ein Teil von mir will so alt wie möglich werden, will leben, aber ein anderer Teil hat Angst vor dem Leben. Je älter ich werde, desto schlimmer wird es sein, es wird mich fertig machen, um die nächste Ecke zu gehen, das Husten wird überhaupt nicht mehr aufhören, ohne zusätzlichen Sauerstoff werde ich nicht mehr atmen können. Man wird mir ansehen, dass ich zystische Fibrose habe. Der Unterschied wird immer mehr auffallen, wird immer stärker spürbar werden. Was wird passieren, wenn ich Kinder haben möchte? Ich möchte nicht 20 Patenkinder haben und kein eigenes. Also schaue ich jetzt zurück, von diesem Punkt in der Mitte meines Lebens, und ziehe Bilanz.

Es ist sinnlos, mein bisheriges Tun zusammenfassen zu wollen. Stattdessen will ich einzelne Momente hervorheben, so wie ich mir letzte Woche helle Strähnchen in meine Haare habe färben lassen. Meine Lieblingsbücher waren *Curious George Goes to the Hospital* (*Der neugierige George muss ins Krankenhaus*) und die Serie *Madeline,* und dann gab es da noch ein weiteres Buch, es stammte aus einem Buchklub, in dem wir Mitglied waren, und handelte von einem Hasen, der zu Weihnachten eine unsichtbare Tasche geschenkt bekommt. Papa sagte an meinem Bett Gedichte auf, während ich einschlafen sollte. Das war in der Grundschulzeit. Ich war nie gern allein. Bis heute behauptet er, dass ich gern schreibe, das hätte ich von ihm. Als ich am UVA Young Writers Workshop teilnahm, musste er diesen Zusammenhang unbedingt meiner Schreiblehrerin erklären, bevor wir uns in jenem Sommer auf dem Heimweg machten. Es war eine lange Fahrt, auf der wir um die Mittagszeit herum einen Zwischenstopp in Baltimore einlegten. Ich kannte die Stadt noch nicht. Mein Papa will mir immer unbedingt zeigen, was er von früher her kennt. Ich bin genauso.

Noch 20 Bahnen zu schwimmen. Ich werde müde, aber ich denke, ich kann an meinem ursprünglichen Ziel festhalten. Einige Minuten ausruhen, dem Mädchen auf der Aschenbahn zusehen, wie sie mühelos einen Sprint hinlegt, ein paarmal ausspucken und tief untertauchen.

Ich fing an, Briefe zu schreiben, als ich für drei Wochen ein Ferienlager im Norden von Maine besuchte. Es hieß Camp Nashoba, ich war elf und teilte die Hütte nur mit älteren Mädchen. Mit Ausnahme der 13-jährigen Beth waren alle zwölf Jahre. Wir sangen mit Play-back *Baby Got Back* und alle bekamen einen Schock. Schon damals erhielt ich mehr Post als die meisten Kinder, und der Trend setzte sich in den folgenden Sommern mit jedem Ferienlager fort. Bei den Sommercamps in Wellesley, Benington, und bei den UVA-Workshops war es genauso. Ich war diejenige, die unentwegt Briefe schrieb, besonders in den letzten Jahren, als ich innerhalb weniger Wochen Listen mit 150 bis 200 Personen abarbeitete. Wenn ich einen Brief aus meinem Briefkasten in Brown hole oder die Post von unserer Türschwelle in New York aufsammle – sie kommt meistens viel später, als sie es eigentlich sollte – und darin einen Brief an mich entdecke, lächle ich. Andere Menschen, die irgendwo in den Staaten oder auch nur auf der anderen Seite des Central Parks wohnen, lächeln, wenn sie meine Briefe bekommen, besonders wenn ich sie mit Stickern und Sondermarken dekoriere. Es ist mir ein großes Bedürfnis, mit meinen Freunden auch dann in Verbindung zu bleiben, wenn sie nicht in meiner Nähe sind. Ich werde auch mit meiner Freundin Lauren im E-Mail-Kontakt stehen, wenn sie demnächst für vier Monate in Asien ist.

◆◆◆

Autofahren und Fahrradfahren habe ich an ein und derselben Stelle gelernt, am Strand von Jersey. Auf der vertrauten Hauptstraße von Beach Haven bin ich jahrelang jeden Morgen mit dem Fahrrad hinauf- und hinuntergefahren, um Käse und die Zeitung in *Rommel's Liquor Store* zu kaufen, Aufschnitt bei *Beal's* (heute heißt der Laden *Murphy's*) zu holen und bei der Bäckerei *Jack's* Plunderstückchen, Croissants und manchmal auch einen Pie fürs Abendessen mitzunehmen. Da war morgens manchmal so viel los, dass ich ein Wartemärkchen mit der Nummer 40 zog und rund 25 Leute im Laden standen. Inzwischen fahre ich mit dem Auto. Auf diese Ferienrituale habe ich mich immer gefreut. Auch auf unser Spiel, wenn wir versucht haben, herauszufinden, wie viele Nummernschilder es auf der Insel gibt, und so viele wie möglich aufzuschreiben. Oder wenn wir Maiskolben holten fürs Frühstück oder fürs Abendessen. Ich habe nur einen Sommer dort draußen verpasst. Das war, als ich sechs Jahre alt war. Wegen massiver Dehydration musste ich für drei Tage ins Krankenhaus, der erste Krankenhausaufenthalt seit der Säuglingszeit. Meine Eltern brachten mich schnell zur Praxis von Doktor Smith in der 69th Street zurück, und er sagte mit seiner nasalen Stimme: »Laura, du siehst wie eine Dörrpflaume aus! Ich wünschte, man könnte dasselbe von deinem Vater behaupten.« Humor holt das Grauen auf eine grundsätzlichere Ebene herunter.

Noch zehn Bahnen. Ab einem gewissen Punkt geht es schneller, wahrscheinlich, weil man so in seine Gedanken vertieft ist, dass man vergisst, mitzuzählen. Und dann hat man plötzlich vier absolviert statt nur zwei. Mama hat immer gesagt, dass ein Wasserkessel niemals anfängt zu kochen, solange man darauf wartet.

Womit sie Recht hat.

Der Abschlussball am Ende der Highschool war genau so, wie ich ihn haben wollte. Ich war schrecklich nervös, als ich an einem Märzabend meinen Freund Will fragte, ob er mit mir hingehen würde. Ich hatte es wochenlang vor mir hergeschoben. Dann rief ich ihn eben an und sagte am Anfang gar nicht, was ich wollte, sondern nur: »Also, willst du, also du weißt schon?« Natürlich wusste er es nicht und war ziemlich verwirrt. Zu der Veranstaltung selbst kam er spät. Alle Jungs trugen Smoking und ein Ansteckstäußchen am Revers. Ich hatte Will nicht an diese Kleiderordnung erinnert, deswegen fürchtete ich schon, er würde es vergessen. Und dann kam er, verströmte Zigarettengeruch um sich und hatte das größte Sträußchen von allen, eine Rose mit Erikazweigen. Es passte farblich perfekt zu meinem schulterfreien, blassvioletten Abendkleid. Der Ball selbst war nichts Besonderes. Um ehrlich zu sein, es waren zu wenige Leute da, weil meine Abschlussklasse lediglich aus 40 Mädchen bestand, die nicht alle kamen, und von denen, die kamen, hatten nicht alle einen Partner mitgebracht. Das Essen war mittelmäßig, und Tanzen ist nicht unbedingt mein Ding.

Wir fuhren mit einem Taxi zu Cynthia und feierten dort weiter. Für den Rest des Abends tanzten wir in ihrem Wohnzimmer, tranken ein bisschen zu viel, schwatzten auf dem Balkon, ohne auf die ärgerlichen Stimmen aus den Nachbarfenstern zu achten, die uns aufforderten, endlich Ruhe zu geben. Und ich ging mit Will spazieren. Jawohl, ich habe am Abend meines Abschlussballs über den Tod geredet, und Will ist an das Terrassenmäuerchen gelehnt eingeschlafen, während ich mich an ihn schmiegte. Für andere mag es abgeschmackt klingen, aber es war die erste Nacht, die ich durchgemacht hatte, und deswegen musste ich unbedingt den Sonnenaufgang sehen. Mit Wills Hilfe stolperte ich zur East River Promenade – ihr gegenüber bin ich 13 lange Jahre zur Schule gegangen – und schließlich hockten oder lagen alle da, auf Bänken, in zerrissenen Pappkartons: EB, Cynthia und Susan, und Will und ich tanzten sogar miteinander.

Noch zwei Bahnen, dann hieve ich mich aus dem Schwimmbecken und schleppe mich zur Sauna, um trocken zu werden und mit Kat zu schwatzen und noch ein bisschen nachzudenken. Süß ist die Reinigung.

Also, zurück zu meiner Krise … da sitze ich hier im College und kann nicht über meine Zukunft schreiben. Ich mag sie mir noch nicht einmal vorstellen, weil ich Angst habe, damit Unheil heraufzubeschwören. Kat musste sich mit 19 Jahren einer Lungentransplantation unterziehen, Marcy musste das College für ein Jahr unterbrechen und Elizabeth Fleuren starb wenige Monate vor ihrem Abschluss, den sie in einem kleinen College in North Carolina machen wollte. Auf der Beerdigung sagte mir ihre Mutter, ich müsse weiterleben, damit alle meine Freunde nicht umsonst gestorben seien. Ich fühlte mich ziemlich unter Druck gesetzt, obwohl das sicher nicht in ihrer Absicht gelegen hat. Will ich wirklich als Einzige übrig bleiben?

Ich bin jetzt auf dem Weg zurück ins Wohnheim, in Jeans, winddichtem, fleecegefüttertem Anorak und mit Hut, um mich mit meinen nassen Haaren nicht zu erkälten. Ich habe meine 30 Bahnen geschafft, obwohl ich zeitweise nicht daran geglaubt hatte, dass ich es schaffen würde. Ich bin eben eine typische Collegestudentin, die zum ersten Mal ihren Geburtstag nicht zu Hause feiern wird. Nichts weiter.

11. August 2000

Ich erinnere mich an die Zeit, bevor dieser Sommer anstrengend wurde. Dieses letzte Jahr habe ich anders gelebt, als ich hätte leben sollen. Ich habe experimentiert, ich habe etwas gewagt, ich habe Dinge ausprobiert. Ich wünschte, das hier würde vorübergehen wie ein verregneter Tag, ich habe keinen Einfluss darauf und trotzdem hoffe ich, den Ausgang allein durch mein Wünschen zu ändern. Jene Tage in Providence, als ich einfach gar nichts tat und nicht das Gefühl hatte, meine Zeit zu vergeuden, weil Collegetage eben so sein sollen … doch sie waren nichts als eine Galgenfrist.

Im Nachbarzimmer brüllt ein Kind, dem Blut abgenommen wird. Ich würde ihm gern sagen, dass es gar nicht so schlimm ist, dass es bald vorbei sein wird. Ich möchte ihm gern sagen, dass ich gar nicht so schrecklich traurig bin, dass ich akzeptieren kann, was mit meinem Körper geschieht. Und irgendwie stimmt das sogar. Nach dem letzten Jahr bin ich bereit.

Aber in meiner Lunge sitzen noch Brocken aus grünem Schleim, meine Knie sind noch arthritisch, die Knochendichte ist immer noch zu niedrig und meine Bauchspeicheldrüse funktioniert immer noch nicht. Und ich werde über Jahre hierher kommen, repariert werden wie ein Auto in der Werkstatt. Mit dem Unterschied, dass ich mir keinen neuen Körper kaufen kann, wenn meiner zu abgenutzt sein wird. Ich werde immer wieder hierher kommen, damit Löcher und undichte Stellen gestopft werden. Und ich versuche mir einzureden, dass es keine große Sache ist, es gehört eben dazu.

Auch dass ich Insulin spritzen muss, ist keine große Sache, es gehört eben dazu. Viele Menschen auf dieser Welt müssen Insulin spritzen, weil sie Diabetes haben. Wenn ich mir das ständig einrede, glaube ich vielleicht, dass es bei mir nicht viel anders ist. Ich kneife mich jedes Mal, wenn sie die Nadel einstechen, dann tut es nicht so weh. Keiner meiner Freunde mit Mukoviszidose musste Insulin spritzen, bevor er gestorben ist. Das ist der Preis dafür, dass ich länger lebe. Statt einem Hauptgewinn, einem Auto, 1 000 Dollar, einem Einkaufsgutschein oder wenigstens einem Blumenstrauß und einer Medaille hält die Lotterie des Lebens für mich einfach nur mehr gesundheitliche Probleme bereit.

Papa hat am Telefon geweint, er schluchzte, er wolle nicht, dass mein Leben noch schwieriger werde. Wenn er weint, macht mich das ganz traurig. Jetzt weine ich, und die Tränen rinnen über den Sauerstoffschlauch. Das Schlimmste ist, dass ich nicht weiß, was ich will, wofür ich überhaupt leben will. Will ich das wirklich, andauernd eingeliefert und wieder entlassen werden, ständige Krankenhausaufenthalte, und meinem eigenen allmählichen Verfall zusehen? So lange wie möglich? Will ich eine Transplantation? Die Krankheit wird dadurch nicht einfach verschwinden, es wird dadurch nicht unbedingt leichter werden, und deswegen weiß ich nicht, was ich tun soll. Jeden Moment auskosten und was dann? Was will ich eigentlich mit meinen Tagen anfangen? Ich genieße die kleinen Dinge. Es wäre einfach zu enttäuschend, über die großen Dinge nachzudenken, Dinge, die ich gern hätte, aber nicht haben kann, deswegen gebe ich mich mit weniger zufrieden. Mehr steckt nicht dahinter, es bessert sich dadurch nichts, es tröstet mich nur ein bisschen.

In zwei Wochen fahre ich zurück zum College, das zweite Studienjahr beginnt dann. Ich bin schon ganz aufgeregt, aber ich habe auch Angst. Ich will in der Schule nicht an all das hier denken, ich brauche eine Pause. Kat ist eine wunderbare Freundin, über ihre E-Mail gestern Abend musste ich wirklich lachen, sie hätte mich schon immer gern mit spitzen Gegenständen gestochen, schreibt sie. Sie bereitet sich auf ein Medizinstudium vor, an mir darf sie gern üben.

Ich erinnere mich an die Zeit, als sie alle noch lebten und ich die Jüngste war und wusste, dass ich es schaffen konnte, weil sie es ja auch schafften. Aber jetzt … mal sehen. Ich muss da allein durch. Mit Freunden im Rücken, aber keinem, der mir vorangeht. Vielleicht mache ich deswegen so gern Pläne, weil ein echter Lebensplan in meinem Fall keinen Sinn hat.

Seit Marcys Tod vor fast drei Wochen habe ich viel über meine Zukunft nachgedacht. Sie hatte das College abgeschlossen, sie hatte einen Freund, sie hatte eine Stelle als Englischlehrerin an der Mittelschule in New Jersey. Wie kann ich hier weitermachen, jetzt, wo sie mir nicht mehr vorangehen kann? Ich habe im Laufe der Jahre viele Kinder mit Mukoviszidose kennen gelernt, die meisten sind inzwischen tot. Ich fühle mich oft schuldig.

Hoffentlich wird es doch nicht ganz so schwer sein, ohne sie weiterzuleben. Marcy wusste, was sie tat, sie hat mit mir das Überleben geübt, sie wollte, dass ich ins Krankenhaus gehe, dass ich mir das Insulin spritze, ohne das es nicht mehr geht, dass ich einer Lungentransplantation zustimme. Sie zeigte mir, wie man weitermachen kann, wie man körperliche und seelische Rückschläge verkraftet und überwindet – ich darf einfach nicht aufgeben. Ich hätte gern, dass es nur um mich geht, aber es geht auch um meine Eltern, die anderen Familienangehörigen und meine Freunde. Ich werde kämpfen, so gut ich kann, weil ich ihnen den Schmerz des Verlustes ersparen will.

Marcys Mutter hat mich gebeten, bei der Beerdigung eine kleine Rede zu halten. Wahrscheinlich werden außer mir auch meine Eltern und Doktor Ores ein paar Worte sagen.

17. August 2000

Grabrede, die ich in dem Gottesdienst anlässlich der Beerdigung von Marissa Fabian gehalten habe:

Dass der Gottesdienst gerade heute stattfindet, passt sehr gut, weil ich gerade im Krankenhaus war – und das ist genau der Ort, an dem ich die meiste Zeit mit Marcy verbracht habe. Sie wäre bestimmt stolz auf mich, denn ich habe es geschafft, mich ungesehen am Wachposten vorbeizuschmuggeln. Dabei trage ich immer noch das Bändchen vom Krankenhaus, sehen Sie?

Ich erinnere mich noch daran, dass ich vor ungefähr einem Jahr im Krankenhaus war, es war nur eine Routineuntersuchung, aber trotzdem war ich aufgeregt und lag deswegen schon morgens vor sechs Uhr wach. Ich blickte aus dem Fenster, betrachtete den Sonnenaufgang und schrieb einen Brief an Marcy. Ich wusste natürlich, dass der Brief tagelang unterwegs sein würde, bevor er in New Jersey ankommen würde, aber allein die Tatsache, dass sie ihn lesen würde, hat mich getröstet. Sie war immer ein Teil von meinem Leben, unabhängig davon, wie oft wir uns gesehen haben. Wenn ich medizinische Entscheidungen treffen musste, habe ich daran gedacht, wie Marcy wohl entschieden hätte, und das hat mir geholfen. Einen Freund, eine Freundin zu haben, die an derselben Krankheit leiden, was das bedeutet, das kann man schwer in Worte fassen, aber ich will es trotzdem versuchen.

Ich erinnere mich an den Geruch, den Marcy im Krankenhaus verbreitete. Beim letzten Mal hatte sie White Musk benutzt, vor ein paar Jahren war es die Duftnote Himbeer von Bath and Body Works. Einmal schlief sie mit einem übergroßen pinkfarbenen Body Pillow, *einem so genannten Lage-*

rungskissen, das mehr Raum im Bett einnahm als sie selbst. Fast-Food-Verpackungen stapelten sich auf den Nachttischchen rechts und links vom Bett, überall flogen Frauenzeitschriften herum, an der Wand hing ein Poster mit einem Gemälde von Claude Monet, und halb zugedrehte Fläschchen mit vor kurzem benutztem Nagellack standen mitten in diesem Chaos. Sie konnte ihre Haare schneller als jeder andere Patient im Waschbecken waschen. Mein Rollenvorbild.

Ich erinnere mich an den April 1994. Sie und ich, wir warteten beide unten in der Aufnahme, und ihrem Gepäck nach sah es so aus, als würde sie für mindestens ein Jahr ins Krankenhaus ziehen. Später habe ich angefangen, genauso viel fürs Krankenhaus einzupacken. Damals stand Marcy kurz vor dem Highschoolabschluss, sie bereitete sich aufs College vor, und sie hatte einen Freund, der Suraj hieß und den Gina und ich »Syringe« nannten. Wenn sie das alles konnte, dann konnte ich das auch. Sie konnte Auto fahren, sie stand einen zweiwöchigen Krankenhausaufenthalt durch, sie zog von zu Hause aus. Ihr konnte ich vertrauen, sie hat mich niemals angelogen oder mir etwas vorgegaukelt über das, was mich im Leben erwartete, und dafür war ich ihr dankbar. Wenn sie Angst hatte, wusste ich davon. Wenn sie wütend war, wusste ich davon. Sie tat nicht so, als sei es schön, Mukoviszidose zu haben, sie behauptete nicht, es würde mit zunehmendem Alter leichter. Sie nahm die Krankheit als etwas Unvermeidliches hin und kämpfte dagegen. Ohne jedes Selbstmitleid weckte sie in mir den Wunsch, anderen davon zu erzählen, was ich tagtäglich durchmache, und zu feiern, was ich erreicht habe. Ich fing an, Gedichte zu schreiben, genau wie sie.

Ich erinnere mich an einen Krankenhausaufenthalt, bei dem wir ein Zimmer teilten. Wir bekamen beide ein Medikament namens Solumedrol, dessen Wirkstoff Methylprednisol neben anderen Nebenwirkungen auch Depressionen hervorruft, und deswegen spielten wir ein Spiel, das wir »Ich hasse es, wenn …« nannten. Wir konnten uns stundenlang alles mögliche Hassenswerte ausdenken, kicherten über den Aufzug, in dem die Assistenzärzte herumliefen, und über die nicht ganz so intelligenten Kommentare eines Medizinstudenten. Wir lachten, husteten, lachten, husteten … Unser Krankengymnast konnte mit der Klopfmassage vielleicht Leben retten, aber er sah mit fettigen Haaren, Flecken auf den Hemden und knallengen Hosen so sehr nach Gammler aus, dass wir ihn eines Tages »Retro 70« tauften, und Marcy musste so schlimm husten wie noch nie zuvor in ihrem Leben, einfach weil sie so sehr lachen musste. Die zwei Wochen im Krankenhaus waren wie eine ausgedehnte Übernachtung.

Ich erinnere mich an die Postkarten, die sie mir geschickt hat, zum Geburtstag oder zur Genesung, und an die Päckchen.

»Wenn du total niedergeschlagen bist, heb einfach deinen Kopf und schrei es aus dir heraus, heule und brülle und schimpfe und kotze dich aus!«

Mit violetter Tinte schrieb sie in ihrer schönen Handschrift: »Bei wem könnten wir uns auskotzen, wenn nicht untereinander? Ich vermisse dich und hoffe, dass die Dinge im richtigen Leben gut laufen. Denkt einfach daran, dass es seine Zeit braucht und dass ich immer für dich da bin, wenn du jemanden zum Quatschen brauchst. Alles wird gut. Du bist sehr tapfer und bedeutest mir sehr viel, also setz alles daran, wieder in Form zu kommen, okay? Ab aufs Fahrrad! Wenn dich der Frust einholt, heul dich aus, wenn du anfängst, dich aufzugeben, bring ich dich um! Kopf hoch, Baby! Ich liebe dich.«

Sie ließ mir keine andere Wahl, als ihren Ratschlag zu befolgen, wenn ich mich nicht daran hielt, hätte sie mich abgemurkst, bevor die Krankheit eine Chance dazu bekam.

Auf einer anderen Postkarte schrieb sie mir: »Wenn Gott ein perfektes Heute hätte schaffen wollen, hätte er nicht das Morgen geschaffen.«

Heute schreibe ich ihr zum letzten Mal.

Liebe Marcy,

in all den Jahren haben wir gegen die Krankheit zusammengestanden. Wir waren ein Team, und wir haben alles gemeinsam bewältigt – von den Riesenpickeln, die außer uns kein Mensch wahrnahm, über die Frage, welche Krankenschwester heute für uns zuständig sein würde, bis hin zum Umgang mit dem Verlust von engen Freundinnen wie Gina. Ich war dabei, wie du dich von schweren Infektionen erholt hast, bei denen selbst du daran gezweifelt hast, ob du sie überstehen würdest, ich habe gesehen, wie du mit einer Krankheit umgegangen bist, die ein bisschen schrecklicher als nur chronisch ist. Das hat mir großen Respekt eingeflößt. Jetzt beim letzten Mal auf der Intensivstation hast du mir eine Drei für Gesundheit gegeben und dafür gesorgt, dass ich auf mich aufpasse, obwohl es dir selbst so schlecht ging. Du sollst wissen, dass ich jedes Mal an dich denken werde, wenn ich die Indigo Girls höre, wenn ich etwas auf dem Boston Market esse oder in Zimmer Nummer 1023 eingewiesen werde. Ich werde an dich denken, falls ich eine Lungentransplantation bekomme, die du nicht hattest, und falls ich meinen Collegeabschluss mache, den du hattest.

Danke für deine Unterstützung in meiner Teenagerzeit, dafür, dass du mir Mut gemacht hast, dafür, dass du alles immer als Erste gemacht hast. Du fehlst mir.

In Liebe,
Laura

18. August 2000

Hab es mal wieder auf die 10. Süd geschafft, auf meine Station im zehnten Stock im Südflügel des Kinderkrankenhauses. Keine Ahnung warum, aber als ich heute Morgen aufgewacht bin und herausfand, dass Rose Anne heute nicht Dienst hat, bin ich in Tränen ausgebrochen. Bei zurückgezogenen Vorhängen und laufendem Ventilator weinte ich leise vor mich hin. Rose Anne wurde heute ins Knochenmarkzentrum gerufen. Und jetzt ärgere ich mich über mich und den ganzen Vorfall. Es gelang mir nur mit Mühe, mir das Insulin zu spritzen. Während des jetzigen Krankenhausaufenthaltes habe ich kaum mit meinen Freunden gesprochen, ich glaube, sie haben mich vergessen. Alle außer Laura, Rebecca, EB, Alex und Kat. Die anderen rufen einfach nicht an. Auch nicht frühere Bekanntschaften aus dem Krankenhaus. Sie leben ihr eigenes Leben. Sie sind längst ganz woanders.

Kein Wunder, dass ich derzeit keine Transplantation will. Nur ganz wenige Menschen würden wirklich da sein. Ich werde mich einsam und verlassen fühlen. Der Gottesdienst gestern zog sich zäh dahin. Mir war nicht gut. Jetzt bin ich seit zwei Wochen hier und mir geht es immer noch nicht besser. Ich hoffe, das kommt auf die Reihe, sobald ich nach Hause gehe. Was will ich? Warum habe ich heute Morgen geweint? Was steckt dahinter? Das, was ich eigentlich haben will, werde ich nie bekommen. Und das ist das eigentliche Problem. Ich will Freiheit. Ich will nicht ständig über das Unvermeidliche nachdenken müssen. Ich möchte Ferien haben dürfen, ohne zwischendurch ins Krankenhaus eingewiesen zu werden.

19. August 2000

Darren weint. Ein vierjähriger Junge aus Kambodscha, der kaum Englisch spricht. Er verträgt das Antibiotikum nicht, er hat am ganzen Körper rote Flecken bekommen, das passiert manchmal. Aber für einen Jungen in seinem Alter ist das natürlich eine Katastrophe. Sie versuchen es mit Benadryl, einem Antihistaminikum, und geringen Mengen Solumedrol, und wenn das auch nicht funktionieren sollte, versuchen sie es vielleicht anschließend mit Epinephrin, also Adrenalin. Er brüllt immerfort: »Mama, Mama, oh, Mama.«

Als ich ihm heute Morgen die bunten Papierkraniche gegeben habe, hat er gelacht. Er hat sie mit erhobenem Arm durch die Luft fliegen lassen, während er im Flur auf- und abrannte. Später rollte er an mir mit seiner Infusionsflasche vorbei, seine Mutter schob ihn.

Die Assistenzärzte tuscheln. Sie werden ihm eine Spritze unter die Haut geben müssen, subkutan, also in den Arm oder in das Bein, so wie ich mir das Insulin spritze. Völlig klar, dass er schreien wird. Es wäre mir lieber, wenn sie mir die Injektion verabreichen würden. Ich hätte gern, dass er nicht so leidet.

Rosa ist vier, sie hat auch eine Art Krebs. Lill ist elf Jahre alt. Sie bekam vor kurzem eine Knochenmarktransplantation. Sie weint und schreit. Schluckauf, Gebrüll, Klagen. Luise ist erst 14 und braucht eine Lungentransplantation. Cody ist neun Jahre, bei ihm wurde vor kurzem Leukämie festgestellt. Destiny ist vier Jahre alt, sie wurde heute entlassen. Für alle habe ich Türschilder für ihre Zimmer gemalt. Mit leuchtenden Farben, Fischen, Herzen, Blumen, Sternen. Was könnte ich sonst tun? Auf der Station liegen noch so viele andere. Jesse ist neun, er hat eine Form von Krebs. Joseph. Für Julianne habe ich schon bei meinem letzten Aufenthalt ein Türschild gemalt. Chelsea. Ich habe zufällig mitgehört, wie ein anderer Vater der Krankenschwester sagte, bei seinem Sohn sei ein Gehirntumor festgestellt worden und er sei jetzt auf der Intensivstation. Welche Rolle spiele ich hier? Was kann ich tun? Ich male Türschilder. Ich versuche, sie ein bisschen aufzuheitern. Warum muss ich das alles mit ansehen? Was wird von mir erwartet?

Tagebucheintrag vom 17. April 1997

Turrell Hurse. So hieß er, glaube ich, er war ungefähr zehn Jahre alt. Ich kannte ihn und seine Adoptivmutter. Sie waren in dem Krankenhaus, in das ich in den letzten Jahren oft eingeliefert wurde. Er winkte mir immer, wenn ich an seinem Zimmer vorbeiging, und ich winkte zurück. Ich lebe in einer Welt, in der die Menschen um mich herum sterben, ich kenne es nicht anders. Er ist gestorben, und von mir wird erwartet, dass ich »Das ist sehr traurig« sage und zugleich weitermache, als wäre nichts gewesen. Ich habe mit dem Schlafen Probleme, denn ich muss dauernd über den Tod grübeln. Ich werde sterben. Es ist gleichgültig wann, es wird irgendwann in den nächsten 15 Jahren sein, wenn es überhaupt so lange dauert. Deswegen denke ich über die Warteliste für die Lungentransplantation nach. Ich habe Angst. Ich möchte nicht über die nächsten Jahre fortlaufend kränker und kränker werden, immer wieder eingeliefert und immer wieder entlassen werden. Ich wünschte, ich hätte keine chronische Krankheit. Ich brauche eine Pause. Lieber Gott, könntest du bitte aufhören, die umzubringen, die ich kenne?

Befragung

Während des langsamen Sinkflugs Richtung Flughafen könnte ich wahlweise eine Operation haben, die das Fortschreiten meiner Krankheit abwendet.

Vergiss einfach, was dir bevorsteht.

Lebe den Augenblick, heb dir die Sorgen für später auf. Heb dir die Sorgen für später auf …

Pack es gesondert von den biologischen Tatsachen in eine Schublade, schließ sie ab und wirf den Schlüssel weg.

Ist das eine Erwartung? Wirklich?

Ich will nicht verspätet das College abschließen, Auszeiten fürs Atmen nehmen.

Leere Worte, zu beschäftigt, um mal umarmt zu werden. Ich will nichts anderes, nur mal umarmt werden. Keine ewige Treue, keine Umarmung aus Mitleid.

Freunde: Was, wenn dies meine letzten Jahre sein sollten und du triffst mich einmal auf eine Tasse Kaffee? Müll.

Ich reise gleichsam per Anhalter in diesem neuen schrottreifen Gebrauchtwagen-Haufen.

Kommilitonen ziehen auf der Überholspur an mir vorbei.

Ich aber schlingere über den Standstreifen, die Reifen fast platt, der Motor stottert.

Da ist es einfacher, sich im Bett zusammenzurollen und zu schlafen. Vielleicht weckt das Schlafen meine Lebensgeister, macht alle Mühen, die Schöpfung am Anfang und den Staub vergessen.

Mein Lachen bloße Erinnerung.

Mein Name auf einem Stein oder einer Bank oder an einer Wand.

Mein Leben besteht aus Schlafen, Essen, Pinkeln und dem Betrachten des Mondes mit seinem grauen Wolkenhut.

Vieles werde ich nie …

Reicht die Tatsache, dass mein Leben für andere eine Inspiration ist, um zu widerstehen?

Ich kann keine Kinder gebären.

Ich bin nicht in der Lage, Freunde zu fragen, weil sie vor mir entschlafen sind.

Es gibt keine Vorbilder mehr …

Keine Freunde, die den Tod anprobiert und gerufen haben, wenn er zu eng saß.

Bald schon älter als 20.

Ich kann mich einer zwölfstündigen Operation unterziehen, die das Fortschreiten der Krankheit aufhalten wird.

Ich werde es tun.

Columbia Presbyterian Babies' and Children's Hospital, New York

Meine Eltern und ich, wir haben alle weiche Kissen, und wir zanken uns gern darüber, wer das weichste Kissen hat. Ich hab meins »Softee« getauft. Außerdem besitze ich zwei quadratische Kopfkissen, wie sie in Europa üblich sind, ein Halbkörper-Kissen von Hentyle und mehrere kleine. Der Quilt mit Blüten, Blättern, Stängeln und einigen reliefartig gestickten Traubenmustern, eine Patchworkarbeit, die Debra (meine Patentante), mir zum 17. Geburtstag geschenkt hat, liegt über dem Bett.

Morgens sehe ich Junk-TV und futtere eine Schale Cheerios – mir geht's gut.

Wie immer steht »*Laura's room*« an der breiten Zimmertür (breit genug, dass ein Krankenhausbett durchpasst) auf der 10. Süd, und die weiß gestrichenen Wände sind mit Bildern übersät. Eine Routineeinweisung vor meiner Rückkehr ans College im August.

Piepser, Telefone, Ärzte, die ihre Visiten absolvieren, das Stakkato der Absätze im Flur, Fachjargon. Die Sprechanlage und Schwester Naime in Person kreischen gleichzeitig: »Hat jemand die Gastro angefunkt?« Anmerkungen und Anweisungen werden in Karteikarten eingetragen, Evelyn brüllt: »Wer hat die Schlüssel?« – Sie meint den für das Schränkchen mit den Betäubungsmitteln. – »Wo ist die Karteikarte?«

Ich drücke den Rufknopf.

Naime meldet sich. »Was kann ich für dich tun?«

»Können Sie mir bitte meine Krankenschwester schicken?« Wer ist heute für mich zuständig? Ich horche angespannt, wen sie ausruft. Bitte nicht Joy, auf keinen Fall Joy.

»Karina zur 26, Karina zur 26.« Ich atme auf, Karina ist eine meiner Krankenhausmütter. Nennt mich ihr Baby, obwohl sie zwei eigene Kinder hat.

Meine Tür steht offen. Ich mag das, obwohl die 1 026 direkt gegenüber der Schwesternstation mitten im Getümmel liegt. Die Stoßzeiten im Krankenhaus sind früher als die Rushhour auf der Straße um acht Uhr morgens und vier Uhr nachmittags. Vielleicht hat das Jahr an der Brown University mein Selbstvertrauen gestärkt, vielleicht langweile ich mich und wünsche Unterhaltung.

Da kommt einer ins Zimmer. Langer weißer Kittel über Schlafanzug und Clogs. Ich analysiere sein Outfit, um seinen Rang festzustellen. Langer Kittel – wichtig, aber in Übernachtungskluft wie die Assistenzärzte. Die wichtigen Ärzte sind die Chefärzte, die erkenne ich sofort, und dann gibt es hier noch die *Fellows*, also angehende Fachärzte, die sich auf das Fachgebiet der Kinderheilkunde spezialisieren wollen. Wahrscheinlich gehört er zu Letzteren.

»Entschuldigung, kann ich Ihnen helfen?«

Ohne mich eines Blickes zu würdigen, betätigt der Typ mit dem Fuß den Hebel, um die Wassertemperatur einzustellen, und hält die Hände unters Wasser.

»Entschuldigung«, sage ich, er behandelt mich weiterhin wie Luft. »Hallo?« Jetzt drückt er mehrmals auf den Seifenspender.

»He, ja, Sie da am Waschbecken, ich spreche mit Ihnen! Entschuldigen Sie, aber könnten Sie sich bitte einmal vorstellen? Wollen Sie nicht erst um Erlaubnis fragen, bevor Sie mein Waschbecken benutzen? Ich heiße Laura, ich bin 19 Jahre alt, ich habe Mukoviszidose, ich besuche die Brown University und das hier ist *mein* Zimmer.« Dann hole ich schließlich zum finalen Schlag aus. »Hey, entschuldigen Sie mal, Sie da am Waschbecken!«, sage ich, dieses Mal laut und wütend. Er dreht sich um und benimmt sich, als würde ich mit meinem Spiegelbild reden. »Kann ich Ihnen irgendwie behilflich sein?«, frage ich ihn nun noch einmal, als ob er gerade erst ins Zimmer eingetreten wäre.

Er schweigt.

»Wer sind Sie?«

»Ich bin Doktor …« – An den Namen kann ich mich nicht erinnern.

»Sie sind ein Arzt?«

Überrumpelt von meiner direkten Frage antwortet er: »Kardiologie-Fellow.«

»Nun, für die Zukunft könnten Sie sich bitte merken, dass man auf dieser Station nicht einfach so in die Zimmer von Patienten trampelt. Das hier ist mein Zimmer!«

Doktor *Fellow* dreht sich um und geht schneller hinaus, als ich seine Miene beobachten könnte. Ich habe die Geschichte, wie heldenhaft ich meine Privatsphäre verteidigt habe, an diesem Tag wieder und wieder erzählt.

4. Januar 2001

Ich bin erst seit drei Tagen im Krankenhaus und schon blase ich Trübsal. Ich habe keine Lust, irgendetwas zu unternehmen. Am liebsten würde ich die Bewerbung um das Royce-Stipendium mit links erledigen, ohne groß nachzudenken in den Laptop tippen, aber es geht mir nicht von der Hand. Die Royce-Stipendien sind für Studenten und Studentinnen der Brown University gedacht, die sich für Ausbildungsprojekte interessieren. Ich bewerbe mich darum, weil ich verschiedene Kinderkrankenhäuser in ganz Amerika besuchen und dort Vorträge darüber halten will, wie es ist, mit Mukoviszidose zu leben und welche Möglichkeiten den Ärzten offen stehen, chronisch Kranke besser zu behandeln. Unsicher bin ich mir wegen der Transplantation. Wann ist der günstigste Zeitpunkt? Was soll ich tun? Welcher Meinung soll ich mich anschließen? Lohnt es sich, sein Leben aufs Spiel zu setzen, um ein ganz anderes Leben zu leben? Oder wäre es nur ein Leben mit anderen Schwierigkeiten? Lebensqualität … so ein subjektiver, zufallsgeleiteter Maßstab, nach dem man sich zu leben entscheidet. Aber alle leben danach. Mein Kopf glüht vom Kortison, mein Blutzuckerspiegel ist viel zu hoch. Ich muss wieder Insulin spritzen. Daran werde ich mich gewöhnen müssen, denn der Zucker wird mir auch nach der Transplantation erhalten bleiben … Heute wäre Marcys Geburtstag. Das Leben geht weiter. In ein paar Wochen verlasse ich das Krankenhaus und hänge in der Stadt herum, und dann fängt das zweite Jahr im College an der Brown University an. Vielleicht das letzte Jahr für längere Zeit, an dem ich ohne Unterbrechung teilnehmen kann. Aber es wird großartig. Und dann komme ich hierher zurück. Ein hospitalisierter Lebensweg … hihi.

9. Januar 2001

Gestern hatte ich den ersten Zusammenbruch, seit ich hier bin. Es war nicht allzu schlimm, eine Woche Anlauf war nötig, um sich hineinfallen zu lassen. Die Ursachen für den Zusammenbruch waren eher gefühlsmäßiger als schwer wiegend psychologischer Natur, das ist vermutlich der entscheidende Vorteil gewesen. Plötzlich meint jeder, meine Eltern eingeschlossen, ich sollte mich *jetzt* für eine Transplantation anmelden und auf die Warteliste für ein Spenderorgan setzen lassen. Eben habe ich mich online mit Luisa Decravalho unterhalten. Sie ist 15 Jahre alt und wartet in New Orleans auf eine Transplantation. Was sie sagt, hat Hand und Fuß: Man darf nicht zu krank sein, darf es nicht zu lange hinauszögern. Doktor Ores hat ihr gesagt, es sei an der Zeit, also wird es gemacht. Ihre Eltern haben für sie entschieden, die Dinge liegen bei ihr also nicht ganz so wie bei mir. Ich werde mit den Folgen meiner eigenen Entscheidung leben müssen, gleichgültig, wie ich mich entscheide. Ich werde mit allen Komplikationen leben müssen, die sich daraus ergeben können, mit allen Auswirkungen auf meine Lebensführung. Es gibt dann kein Zurück mehr. Es verlangt Mut, sich blind in eine Situation zu begeben, bei der völlig ungewiss ist, ob sie die erhofften guten Resultate bringt. Luisa Decravalho ist in demselben Stadium wie ich, schläft nachts mit Sauerstoffgerät, nimmt schon monatelang Antibiotika. Sie tut es, warum sollte ich es also nicht auch tun können? Wenn sie darüber redet, klingt es *so* einfach, und bei den anderen genauso. Es ist mir selbst nicht recht klar, warum ich solche Zweifel habe. Vielleicht liegt es daran, dass Marcy mir gegenüber Bedenken geäußert hatte, weil ein Freund, Megan, nur ein Jahr nach der Transplantation gestorben ist. Aber Marcy ist auch gestorben. Hätte sie eine Transplantation gehabt, hätte sie vielleicht noch viele Jahre gelebt. Vielleicht ist es an der Zeit. Ich muss stark sein, physisch wie psychisch. Aber ich muss auch bereit sein. Ich muss fest daran glauben, dass ich keine andere Wahl habe, und ob ich jetzt schon so weit bin, kann ich nicht genau sagen.

Zeilen, die ich im Januar 2001 für Genevieve, die Kinderpsychologin am Columbia Presbyterian geschrieben habe:

Versuch, eine Entscheidung zu treffen

Ich bin heute aufgewacht.

Ich bin aufgewacht und habe gelächelt.

Ich habe gelächelt und die Knospen der Osterglocken auf dem Fernsehapparat angestarrt.

Ich treffe an jedem Tag meines Lebens Entscheidungen. Das geht allen Menschen so. Wann ich ins Bett gehe, ob ich mein Haar aufstecke oder es offen lasse oder unter einem Kopftuch verstecke, weil es dringend gewaschen werden müsste. Ob ich schon morgens dusche oder damit bis spät am Nachmittag warte. Ob ich Cheerios oder einen Bagel zum Frühstück esse, wann ich das Zimmer im Wohnheim verlassen muss, um rechtzeitig zu Unterrichtsbeginn im Seminarraum zu sein, ob ich an diesem Tag etwas fürs College tun möchte oder ob ich einfach Besorgungen erledige, wie wichtig es mir ist, eine bestimmte Freundin anzurufen oder einen bestimmten Kinofilm zu sehen. Ob ich in den Ferien zu Hause abhängen will oder einen Flug in die Karibik buche. Sogar der Gang zur Toilette erfordert eine bewusste Entscheidung, obwohl ein biologisches Bedürfnis dahintersteht und man das normalerweise gar nicht als bewusste Entscheidung betrachtet.

Aber diese Entscheidungen sind anders. Sie bestimmen, was du mit deinem Leben anfängst, aber nicht, ob du überhaupt ein Leben hast, über das du entscheiden könntest. Eine Transplantation könnte bedeuten, dass ich mein Leben ganz und gar verliere. Ich habe immer gesagt, dass ich mein Leben nie gegen eines ohne Mukoviszidose eintauschen wollte, denn die Mukoviszidose hat mir viel gegeben: die vielen Menschen, die ich durch die Krankenhausaufenthalte kennen gelernt habe, ich bin dadurch ganz besonderen sterbenden Kindern und Freunden begegnet, hab Einblicke in Mikrokosmen gewonnen, die mir in diesem jungen Alter sonst verschlossen geblieben wären. Meine Lungen gehören einfach zu meinem Leben, genauso wie meine Brille oder meine Hände. Ich bin das hustende Mädchen.

Die Frage, die ich beantworten muss, ist weniger, ob ich eine Transplantation will. Ich weiß ja schon, dass ich nicht sterben will, ohne alles versucht zu haben, was mich am Leben halten könnte. Ich muss nur entscheiden, wann ich eine Transplantation haben will. Nicht jeder ist in der glücklichen Lage, diese Entscheidung selbst zu treffen. Die meisten lassen sich viel zu spät auf die Warteliste setzen und liegen monatelang praktisch nur im Bett, bis eine Spenderlunge für sie gefunden wird. Andere hätten sich entscheiden können, sich aber dafür entschieden, sich nicht zu entscheiden, und dann entscheidet es sich für sie. So ist es Marcy ergangen. Sie hat die Operation immer wieder verschoben, ihre Art zu sagen, dass sie noch nicht dafür bereit war. Für sie war eine Transplantation eine schlechte Sache, eine Operation, die erst dann möglich ist, wenn du dein Leben schon gelebt hast, weil diese Operation in ihren Augen nicht zu einem besseren Leben geführt hätte. Wenn du die Transplantation als etwas siehst, das deinem Leben, so wie du es bisher gelebt hast, ein Ende setzt, dann wird es buchstäblich unmöglich, dich je für eine solche Veränderung bereit zu fühlen.

Wenn du die Transplantation hingegen als etwas Gutes siehst, als Chance für einen Neubeginn, ein neues Leben, dann ist die Entscheidung leicht. Wenn sie gut läuft, wird der Rest meines Lebens, gleichgültig, wie lange das sein wird, aufregend und neu. Ich werde Dinge tun können, zu denen ich schon seit Jahren nicht mehr in der Lage bin. Ich werde stundenlang schlafen können, ohne vom Husten geweckt zu werden. Ich werde gehen können, ohne außer Atem zu geraten, ich werde sogar rennen können. Wenn ich nicht zur Klopfmassage gehe oder vergesse, den Vernebler zu benutzen, wird das kein Unglück sein, weil ich nicht mehr darauf angewiesen sein werde. Ich werde Unmengen von Tabletten schlucken müssen und 100 Prozent Diabetes haben mitsamt den dazugehörigen Insulinspritzen und Blutabnahmen für die Zuckerkontrolle. Aber es wird etwas ganz anderes sein und nicht mehr die Monotonie, die sich in meine derzeitige Behandlung eingeschlichen hat.

Trotzdem ist es nicht einfach, diese Entscheidung durchzubuchstabieren und zu Ende zu denken. Anders als bei vielen anderen Entscheidungen in meinem Leben geht es nicht um positive oder negative Aussichten. Auch wenn es zwei verschiedene Sichtweisen auf ein und dieselbe Operation gibt und ich das mental kontrollieren kann, habe ich doch keine vollständige Kontrolle über den Ausgang des Eingriffs. Marcy wollte keine Spenderlunge implantiert bekommen, aus Furcht vor der direkten Abstoßungsreaktion, die bei rund einem Drittel aller Transplantationspatienten auftritt. Wenn die Operation funktioniert, ist das kein Thema. Wovor ich am meisten Angst habe, ist natürlich, dass sie misslingt.

Sich auf das Unbekannte einzulassen, macht Angst. Ich habe mein ganzes Leben lang Mukoviszidose. Seit Jahren muss ich regelmäßig ins Krankenhaus, ich bin daran gewöhnt. Ich weiß, wann ich »krank« bin. Ich weiß, welche Medikamente wirken und welche nicht. Es gibt Menschen in diesem Krankenhaus, die gehören sozusagen zu meiner Familie. Ich bin Teil des Krankenhauses und das Krankenhaus ist ein Teil von mir. Bei einer Transplantation müsste ich die Komfortzone verlassen und ins Boston Children's Hospital. Es gehört zu den wenigen Krankenhäusern, das auch an Patienten mit resistenten Organismen in der Lunge Transplantationen durchführt. Das bedeutet, ein neues Krankenhaus, andere Ärzte, andere Krankenschwestern, neue Gesichter, neue Regeln. Es bedeutet den Umzug in eine andere Stadt. Es bedeutet, aus allem herausgerissen zu werden und Rekonvaleszentin zu sein, während andere Menschen meines Alters hart arbeiten, aber sich auch amüsieren, einen trinken gehen und lustig sind. Es bedeutet, sich einzugestehen, dass ich entgegen dem ersten Anschein anders bin. Aber auch das ist eine Frage der Einstellung. Ich muss mich auf das konzentrieren, was mir am meisten Angst einjagt: Was, wenn es schief geht?

Unabhängig vom Verlauf der Operation fürchte ich mich vor der Veränderung meiner äußeren Erscheinung. Ich werde *immer* Kortison nehmen müssen und Medikamente, die eine Abstoßungsreaktion verhindern, und durch diese Medikamente wird mein Gesicht rund und aufgedunsen wie ein Mondgesicht und mir wird vielleicht ein Bärtchen wachsen oder andere Haare an Stellen, wo sie nicht hingehören. Mein Körper mag insgesamt besser funktionieren, aber ich werde immer krank aussehen. Ich habe Angst, dass ich auffallen werde, weil ich verwirrt wirke. Ich erinnere mich an einen Jungen mit einem Gesicht, so groß wie ein Basketball – ich übertreibe nicht! Er hieß Robert, und ich erinnere mich, dass ich mir mit Gina das Zimmer teilte, und wir schauten uns an, nachdem er hinausgegangen war, und konnten es nicht fassen, wie sehr sich sein Gesicht verändert hatte. Wir fürchteten uns, so gemein es sich auch anhören mag, vor seiner Hässlichkeit. Natürlich sind das Äußerlichkeiten, auf die es aus übergeordneter Sicht nicht ankommt, aber bei der Transplantation geht es darum, ein längeres, lebenswertes Leben zu ermöglichen, und dazu gehört auch mein Liebesleben. Ich will nicht den Rest meines Lebens als Single verbringen. Und wenn mein Kopf wie eine riesige, haarige Kokosnuss aussieht, wird sich keiner in mich verlieben, keiner. So schon ist es schwer genug, dass sich Jungs für mich interessieren. Ich muss nicht noch total beschissen aussehen.

Wenn die neue Lunge abgestoßen wird, bin ich nicht besser dran als jetzt, vielleicht sogar noch schlechter, als wenn ich noch ein wenig gewartet hätte mit der Transplantation. Aus irgendwelchen Gründen bin ich in der absurden Angst aufgewachsen, die Leute könnten mich für gesund halten und würden denken, ich sei eine Simulantin. Wenn jemand sagte, ich sähe gut aus, verstand ich das als Angriff. Jetzt habe ich Angst, ich könnte zu früh einer Transplantation zustimmen, dass es mir nicht schlecht genug geht und ich am Ende die längste Zeit ohne das Spenderorgan gelebt haben würde. Einmal operiert gibt es keinen Weg zurück.

Sowenig wie ich die Tatsache ändern kann, dass ich Mukoviszidose habe, sowenig kann ich nach der Transplantation mein Leben vor der Transplantation zurückhaben. Wenn mich mein Äußeres stört, wenn es mir schwerer fällt als erwartet, wenn ich einsam bin, wenn ich nicht so früh wie erhofft ins College zurückkann, wenn ich sterbe … ich bekomme mein altes Leben nicht zurück. Wenn ich ohne die Transplantation keine Überlebenschance hätte, wäre es etwas anderes. Wenn man sich sicher wäre, dass man ohne Transplantation bald stirbt, hat man nichts zu verlieren. Aber so weit ist es mit mir noch nicht. Ich könnte bis zum Sommer ohne Transplantation leben. Wie, ist natürlich eine andere Frage, welche Einschränkungen ich hinnehmen muss, aber ich weiß, dass ich leben werde. Wenn ich operiert werde und mir direkt eine Blutvergiftung einfange, kann ich innerhalb weniger Tage sterben. Das wär's. *Finito*. Aus und vorbei. Kein Leben mehr. Und dann wäre die komplette Geschichte mit den ewigen Krankenhausaufenthalten und den Medikamenten und der ganze Kampf überhaupt ausgestanden, weil ich mich einer neuen Herausforderung nicht mehr stellen könnte.

Ich habe mein bisheriges Leben damit verbracht, zu kämpfen, zu hadern und mich schließlich mit etwas abzufinden. Jetzt soll ich mich nicht mehr mit etwas abfinden, ich soll erklären, mein Leben sei so schrecklich, dass ich lieber gar nicht als so, wie ich demnächst leben müsste, leben wollte. Das zu sagen verlangt mir viel ab. Es verlangt zuzugeben, dass ich mir all die Jahre etwas in die Tasche gelogen habe. Ich bin außerdem gar nicht sicher, ob es wirklich so schlimm ist. Ich habe Kinder gekannt, denen es viel schlechter ging als mir jetzt und die keine Transplantation bekamen. Sie sind inzwischen tot. Am Ende sterben wir alle, aber es macht schon einen Unterschied, wie wir an diesen Punkt kommen, oder? Eben habe ich mit Kathleen gesprochen und sie hat etwas Interessantes gesagt. Warum sollte ich mich von der Mukoviszidose besiegen lassen, solange ich noch die Mukoviszidose besiegen kann? Sie hat Recht. Warum sollte ich so lange warten, bis mich die Mukoviszidose dermaßen zermürbt hat, dass ich keine Kraft zum Kämpfen mehr habe? Je besser meine Verfassung bei der Transplantation ist, desto besser wird es gehen, und da ich mich ohnehin für eine Transplantation entschieden habe, erscheint es als reine Zeitverschwendung, bis in den Herbst zu warten.

13. Januar 2001

Gestern bin ich aufgewacht und hatte mich für die Transplantation entschieden. Nach all dem Grübeln und Reden und Rätseln war sie plötzlich da, die Entscheidung. Und jetzt ist es durch. Vorhin war ich in Hochstimmung. Aber jetzt ist diese Tageszeit … wenn die Abendsonne im grauen Dunst versinkt und der schwarzen, dumpfen Nacht weicht. Im Zimmer ist es still, abgesehen vom Ventilator und den ausländischen Stimmen des Familienbesuchs beim Patienten nebenan. Ich habe ein paar Telefonate getätigt. Ein paar Leuten aufs Band gesprochen. Von anderen gesagt bekommen, sie wären zu beschäftigt. Es wird also ein einsamer Samstagabend werden, das weiß ich. Was ist das nur an den Samstagabenden, das mich so runterzieht? Ich sollte an meiner Bewerbung für das Royce-Stipendium arbeiten, aber dann frage ich mich, wofür, wo ich die Vorträge diesen Sommer (wahrscheinlich) sowieso nicht halten werde.

Trotzdem, was mich im Moment am meisten bedrückt, das ist die Einsamkeit. Wenn ich die Transplantation durchführen lasse, werde ich wochenlang im Krankenhaus sein und anschließend noch wochenlang in meiner Wohnung ausruhen müssen und in den Wochen danach immer noch auf ruhige Tätigkeiten beschränkt sein. Meine Freundinnen werden mich nicht abholen kommen zu Partys, werden nicht zum Feiern zu mir kommen. Es wird langweilig sein bei mir. Ich will nicht ein Punkt auf der To-do-Liste werden, jemand, den man besuchen muss. Ich will nicht allein sein. Ich wünschte, jemand würde anrufen und vorbeikommen wollen. Ich werde heute Abend allein hier sitzen und mich fragen, wo meine Freunde sind. Aber sie werden sich umgekehrt nicht fragen, was ich mache. Sie wissen, dass ich hier bin. Wenige kommen mich diesmal im Krankenhaus besuchen. Ich weiß nicht, ob man sich hier an mich erinnern wird. Vielleicht wird mein Name genauso verblassen wie der Tag draußen vor dem Fenster, schleichend, dunstiger, dunkler und dunkler.

Ich wünschte, jemand würde sich in mich verlieben. Ein toller Mann ☺

18. Januar 2001

Gestern hätte ich also heimgesollt. Aber am Dienstag bin ich mit Fieber aufgewacht: 38,5 Grad Celsius. Auch das Röntgenbild hatte sich verschlechtert und die Zahl der weißen Blutkörperchen war auf 23 000 hochgeschnellt. Dann ging die Debatte hin und her, was man dagegen tun sollte. Einige hielten Pilze für die Ursache, insbesondere die jüngeren Ärzte, die wiederholt für ein starkes Medikament namens Amphotericin plädierten. Aber Doktor Ores und Doktor Prince waren anderer Auffassung. Sie gaben mir einfach ein anderes Antibiotikum. Und heute habe ich kein Fieber mehr. Das ist gut.

Also darf ich vielleicht morgen oder am Samstag nach Hause. Ich werde bestimmt eine Woche lang zu Hause Infusionen machen müssen. Das ist ärgerlich, aber ich kann offenbar nicht zurück zur Brown University ohne diese Infusionen. Ich setze Himmel und Hölle in Bewegung, um Routineuntersuchungen in der vorlesungsfreien Zeit zu absolvieren, aber es überschneidet sich jedes Mal mit dem Semesteranfang. Ich sollte inzwischen daran gewöhnt sein. Wahrscheinlich bin ich daran gewöhnt. Es ist keine große Sache. Nur ein paar Infusionen zu Hause. Nur zwei Tage Pause zwischen Krankenhaus und Semesteranfang.

Aber ich habe gestern darüber nachgedacht. Und der Gedanke daran, was ich alles werde tun müssen, wenn ich zurück aufs College gehe, ist *dermaßen* ermüdend. Ich meine, wenn ich erst einmal dort bin und der Unterricht begonnen hat, ist es gar nicht mehr so schlimm. Aber vorher erschöpft es mich. Auspacken, über den Campus laufen, sich für Seminare eintragen, Bücher kaufen, Abendessen zubereiten, zwischen Boston und Providence hin- und herreisen.

Trotz der Anstrengung, die der Collegebesuch mir abverlangt, und trotz der Mutlosigkeit, die mich oft heimsucht, bin ich nach wie vor entschlossen, weiterzustudieren. Aber ich bin auch froh, dass ich auf der Warteliste für eine Spenderlunge stehe. Ich bin froh, dass ich die Entscheidung getroffen habe. Ich glaube, es ist die richtige Entscheidung. Trotzdem – ich will nicht mehrere Tage in Boston sein müssen, um mich untersuchen zu lassen. Es ist doch bloß eine Formalität, aber sie wollen prüfen, ob ich »krank« bin oder nicht. Wir haben uns darauf geeinigt, dass ich es bin, also tragt doch einfach meinen Namen ein, okay? Es wird wohl eine Weile dauern, bis ich auf der aktiven Warteliste stehe, nicht, weil ich es nicht wollte, sondern weil ich einfach keine Zeit haben werde, um nach Boston zu fahren und die ganzen Unterlagen für die Versicherung auszufüllen und die ganzen Voruntersuchungen über mich ergehen zu lassen, die notwendig sind, damit ich »aktiv« werde, was nichts anderes bedeutet, als dass meine Transplantation genehmigt ist. Das klingt ziemlich lächerlich. Ich sollte mir die Zeit nehmen, nicht wahr? Stimmt, sollte ich. Aber ich plane ja schon, mein Leben auf Eis zu legen für die Operation. Selbst wenn sie genehmigt ist, können leicht Monate verstreichen, bevor es zur Transplantation kommt. So viel Zeit, nur um zu warten.

Heute bin ich apathisch. Mein Mund ist, das kann ich sagen, ein dünner gerader Strich. Ich bin nicht richtig bei mir, das ist weder gut noch schrecklich, ich werde in ein paar Tagen nach Hause können. Aber ich habe es so satt. Bin total frustriert. Obwohl ich mich vernünftig verhalte, obwohl ich alles so mache, wie es empfohlen wird, trotzdem bin ich immer noch im Krankenhaus. Selbst nach zweieinhalb Wochen weiß ich nicht sicher, ob ich halbwegs erholt an die Brown University zurückkehren werde.

Jedes Mal, wenn ich ins Krankenhaus komme, weiß ich, dass ich nicht mit dem Gefühl, geheilt zu sein, nach Hause gehen werde. Ich werde nie geheilt sein. Aber jedes Mal komme ich in der Erwartung, dass ich einen signifikanten Unterschied spüre. Den gibt es schon auch. Ich muss mich beim Atmen nicht mehr so anstrengen, und ich hänge, anders als vor der Einlieferung, nicht ständig am Sauerstoffschlauch. Aber ich will mehr. Ich will energiegeladen sein. Ich will es. Ich will wissen, dass ich ins College zurückgehe und meilenweit rennen kann. Ich will etwas, was ich nicht haben kann. Ich werde immer etwas haben wollen, was ich nie haben kann. Bis zu einem gewissen Grad werde ich immer unzufrieden sein.

Marcy: Nachmittags nach der Arbeit
Dienstag, 17. Juli 2000

Erschöpft, weil sie um ihr Leben atmet
Kopf am Fußende
wie ein Embryo auf dem Bett zusammengerollt
Sauerstoffbrille im Gesicht
ein Gurt
für die Sauerstoffflasche
während das gefangene Kohlendioxyd Kopfschmerzen macht
Wenn ich die Spenderlunge bekomme …
Hey, es könnte dieses Wochenende schon so weit sein!
Fettige Haare und unlackierte Fingernägel
warte –
Sie kann nicht atmen und
gleichzeitig essen.

Donnerstag, 19. Juli 2000

Ein verschorfter Nasenrücken
in einem kortisonverschwollenen Gesicht
Geschlossene Fensterläden,
weiße Schlitze als Beweis,
dass sie lebt

Körper gerade, leblose Beine nebeneinander
Saugnapf mit dicker Sekretsuppe an der Wand
(ich nutze ihn als Vase)
Die Mixkassette, die ich vor Tagen zusammengestellt
habe, spielt Ich glaube an Wunder
konstante Maschinenbeatmung
Telefone klingeln im Hintergrund, Monitorgeräusche,
der Widerhall von Schritten
konstante Maschinenbeatmung

Leben reduziert auf eine sedierte, katheterte, intubierte
Patientin. Ärzte diskutieren in Grüppchen.
Aber sie ist Lehrerin, Dichterin und meine Freundin
Für die Ärzte hingegen – eine Patientin
Kathetert, intubiert – meine
Freundin.

KAPITEL 2

Warten auf ein Spenderorgan

Das Warten ist der schwerste Teil, singt der Songwriter Tom Petty …

The Waiting is the hardest part,
Every day you see one more card
You take it on faith, you take it to the heart
The Waiting is the hardest part.

Tom Petty, *The Waiting*

Bist du schon aktiv? Nein.

Bist du schon aktiv? Nein, die 14.

Bist du schon aktiv? Nö, die 28., die Versicherungszusage steht aus.

Heute – stimmt's? Hm… Nein, noch zwei Tage. Schätze, es sollte nicht im Februar passieren. Ich nehme den Piepser schon mal mit, um mich daran zu gewöhnen. Ich schalte ihn gern ein, mag es, wenn er ein paarmal piepst und dann vibriert. Es hagelt natürlich sexuelle Anspielungen.

Und dann meine Ideen, was ich in Boston alles anstellen könnte. Klar, ich hätte mich nicht auf Dinge verlassen sollen, die noch nicht spruchreif sind. Nach dem 2. April kann ich an Mrs Hollands Schule nicht aushelfen, jetzt muss ich mir etwas anderes suchen. Mein Kopf weiß, dass es nicht unbedingt klappen muss, trotzdem glaube ich, ich könnte direkt loslegen. Es ist frustrierend, wenn man keine Pläne machen kann. Und wenn ich es doch versuche, klappt es nicht.

»Aktiv sein« – die Formulierung ist eine einzige Ironie, weil genau das Gegenteil passiert, sobald man auf der Liste steht. Ich gehe in der Kälte ein paar Straßenzüge weit spazieren und könnte die Samosas und Pakoras, die ich eben beim Inder gegessen habe, gerade wieder auskotzen. Indisches Essen und die ganzen Medikamente sind kein Ersatz. Alle machen Pläne: Welche Hauptfächer studiere ich? Was mache ich in den Osterferien, im Sommer … Und ich denke nur an das Eventuelle und das Vielleicht und Was wäre wenn? …

Wir nehmen mein Zimmer auseinander. Zunächst habe ich nur das ein oder andere T-Shirt und einen hübschen Kugelschreiber eingepackt, dann bin ich nach New York und wir haben Zeug von dort nach Boston geschafft. Einpacken, auspacken. Alles sortieren nach: Krankenhaus, College, New York, Boston. Manches im College eingelagert, anderes in New York, eine eigene Kiste für das Krankenhaus in Boston. Viel ist in der großen Kiste für New York nicht drin.

28. Februar 2001, 23.48 Uhr

Ich bin ins Bett, konnte aber nicht schlafen. Habe versucht, den nächsten Schritt zu planen, ging nicht. Jetzt ist es so, je mehr ich nachdenke und noch mal durchgehe und überlege, wie es sein wird, desto einsamer und anstrengender erscheint die Zukunft, sodass ich mich frage, ob es das wert ist. Ich meine, das eigentliche Warten hat noch nicht einmal angefangen. Ich warte immer noch darauf, dass das Warten beginnt. Den ganzen Monat habe ich gewartet, dass ich warten darf.

Eine Transplantation wollen, aber wissen, dass es noch nicht so weit ist. Trotzdem sich vorbereiten. Ich habe es satt, bevor es noch begonnen hat. Mich beschleicht das deutliche Gefühl, dass es noch eine Weile dauern wird. Es ist nicht wie bei einem Uhrwerk. Nichts ist absehbar. So funktioniert es nicht. Ich habe keine Ahnung, wo ich morgen bin oder was ich übermorgen tun werde. Es könnten meine letzten Monate sein, ich sollte sie nicht vergeuden. Also warum weine ich? Weine nicht, lebe. So soll man sich nicht an mich erinnern – launisch, verbittert, unglücklich, ein Mädchen, das nicht mal das zweite Jahr auf dem College geschafft hat. Was für eine Enttäuschung. Was war mit der noch mal los? Ach ja, diese Krankheit. Wie traurig.

Es wird gut. Alles wird gut. Das sage ich mir, weil es kontraproduktiv ist, sich darüber aufzuregen. Heul und schüttel's ab. Heul einfach und schüttel es ab. Versuch, zu schlafen.

7. März 2001

Ich will zu Bett gehen. Morgen werde ich in Brookline schlafen. Ich mache mir langsam Sorgen, frage mich, ob meine Entscheidung richtig war. Einige haben behauptet, die Uni wäre ohne mich nicht dasselbe. Stimmt das wirklich? Ich meine, die Glocke schrillt so oder so, der Unterricht geht weiter, alle haben viel zu tun. Ich hänge jetzt am Sauerstoffschlauch. Heule. Es ging mir nah, dass Jack und Josh hier waren. Hatte das Gefühl, zum kleinen Zwischenstopp mutiert zu sein, nur fünf Minuten wert, bevor sie zum Unterricht abgezwitschert sind. Mich beschlich das Gefühl, dass ich mich von den meisten meiner Freunde nicht werde verabschieden können. Faktisch fürchte ich, dass die Operation wahrscheinlich zum Härtetest für Freundschaften wird und die wenigsten ihn bestehen werden. Ich habe Angst vorm Alleinsein, Angst, dass ich oben in Boston bin und nicht weiß, was ich mit mir anfangen soll.

21. März 2001

Krämpfe.

Autsch, autsch. Ich bin um sechs Uhr morgens aufgewacht und könnte schwören, dass eine ganze Tae-Bo-Klasse im Unterleib Kick-Punch-Kombinationen mit *double-time speed* geübt hat. (Für diejenigen unter euch, deren Zimmergenossin nicht das Fortgeschrittenen-Video an jedem einzelnen Wochentag durchexerziert hat: Es heißt, dieselbe Schrittfolge mit doppelter Geschwindigkeit durchzuführen.)

Krämpfe hatte ich bisher nie, jedenfalls nicht in den letzten Jahren, ehrlich. Ich habe meine Tage erst mit 14 bekommen, also Anfang der neunten Klasse, und Mensch, ich war völlig aus dem Häuschen. Ich gehörte zu den letzten fünf Mädchen von insgesamt 40 in meiner Klasse, die noch nicht »Frau« geworden waren. In der siebten Klasse war es »cool«, seine Tage zu bekommen, weil nur wenige sie hatten, in der achten bekamen praktisch alle ihre Periode, und im Sommer vor der neunten Klasse war ich wirklich nahe an der Verzweiflung. Ich wollte unbedingt meine Tage bekommen.

Meine Mutter erzählte mir immer, dass sie schreckliche Krämpfe hatte, so schlimm, dass sie sich übergeben und mindestens einen Tag im Bett bleiben musste. Ich habe mich immer glücklich geschätzt, dass ich in dieser Hinsicht nicht in ihren Fußstapfen gewandelt bin. Schließlich begriff ich, dass ich zwar nicht die Riesenmöpse der Rothenbergs geerbt hatte, aber ich war auch nicht mit den papierdünnen Brüsten geschlagen, die meine Mutter vor meiner Geburt hatte.

Inzwischen denke ich, da hätte ich mich mal nicht so früh freuen sollen. Letzten Herbst hatten mich Freunde aus Boston besucht und mich sogar in mein Lieblingsrestaurant in Providence eingeladen, *Hemmenways* mit diesen köstlichen Meeresfrüchten. Die erste halbe Stunde brachte ich damit zu, zwischen Tisch und Toilette zu pendeln, denn auch wenn ich mich nicht übergeben konnte, brauchte ich doch die Sicherheit einer nahen Kloschüssel. Man kennt das: Am Anfang findet man das Ding ekelhaft, aber am Ende hockt man davor, Hände auf der Klobrille, bereit, ihr alles anzuvertrauen!

Es gab einmal eine Zeit, da habe ich über acht Monate lang meine Tage nicht bekommen. Das war Ende der neunten Klasse, als ich kurzfristig hintereinander zweimal für je sechs Wochen ins Krankenhaus eingeliefert wurde und drastisch an Gewicht verlor. Ein Teil von mir war beleidigt, dass es mit der eben erworbenen Fraulichkeit schon wieder vorbei war, aber andererseits hatte ich festgestellt, dass die Periode mehr Pein als Segen bedeutete und beschloss daher, dass es Schlimmeres gab, als sie eine Zeit lang nicht zu kriegen.

Die Röntgenärzte bestanden allerdings vor den Aufnahmen auf Schwangerschaftstests, sie glaubten mir einfach nicht, dass ich noch keinen Sex gehabt hatte. Also musste ich Urinproben abgeben, und als das Ergebnis nicht vorlag, bevor ich zur Untersuchung kam, schimpfte der Röntgenarzt mit der zuständigen Krankenschwester am Telefon. Mein Standardspruch war: »Solange es sich nicht um eine unbefleckte Empfängnis handelt, gibt bei mir es keine Chance auf eine Schwangerschaft.« Aus unerfindlichen Gründen war ich trotzdem nervös, bevor ich das Ergebnis des Tests erfuhr. Vielleicht würde ich die nächste jungfräuliche Mutter. Meine Mutter heißt Mary.

Ein Heizkissen hilft, aber ich habe keins da, also habe ich mich heute Morgen in die Badewanne gelegt und ein heißes Bad genommen. Am Ende hatte sich mein Körper an die Temperatur gewöhnt, obwohl meine bleiche Haut flammend rot war. Sich zusammenkrümmen hilft. Midol hilft, wirkt aber nicht sofort. Jetzt liege ich im Bett, die Krämpfe lassen nach, ebenso die Blähungen, die meine Periode immer begleiten. Mein Bauch grummelt und Gaswolken entweichen. Kein Kraut ist dagegen gewachsen. Wenn ich es unterdrücke, werden nur die Krämpfe schlimmer. Außerdem ist niemand hier, den es stören könnte. Als ob das einen Unterschied machen würde.

Lustig. Aus dem, was ich eben geschrieben habe, geht nicht hervor, warum ich krank bin. Es geht daraus nicht hervor, dass Menstruationsschmerzen meine geringste Sorge sind. Ich bin seit drei Wochen nicht mehr im College und hätte so viel zu sagen und einen so starken Wunsch, es zu sagen, und trotzdem war ich nicht in der Lage, etwas aufzuschreiben. Und jetzt schreibe ich über Krämpfe. Wie denkwürdig, wie rührend, wie bescheuert. Ich nehme an, die Moral der Geschichte ist die, dass man Krämpfe auch dann hasst, wenn man auf eine Doppellungentransplantation wartet und das Leben zu einem Großteil aus physischen Schmerzen besteht.

29. März 2001 – 21 Kraniche

Drei Wochen Warten auf die Transplantation. Falls du nicht Mathe im Hauptfach studiert hast: Ein Kranich ist ein Tag. Merk dir das, ich sage es nicht noch einmal.

Das Wetter wird besser, jetzt, nachdem Susan weg ist, eine Freundin aus der Highschool, die an die Colgate University geht und mich für ein Wochenende besucht hat. Sie hatte den Regen wohl mitgebracht. Obwohl auch Rebecca aus Atlanta hier war, ohne dass es warm geworden wäre. Vielleicht ist das Schlechte stärker als das Gute. Vielleicht bin ich manchmal ein bisschen sehr zynisch. Vielleicht schiebe ich das Wetter gern jemand in die Schuhe, weil es mir das Gefühl gibt, mehr Kontrolle über meine Umwelt zu haben, als es in Wirklichkeit der Fall ist.

Die Sonne scheint, die Vögel unterhalten sich, und ich sitze auf dem Balkon. Es ist schon eine Ironie, dass ich mein Leben lang in New York gelebt habe, aber immer im Erdgeschoss. Erst seit ich nach Boston gezogen bin, wohne ich mit meinen 20 Jahren im achten Stock eines Appartementhauses. Wenn das keine Ironie ist, weiß ich nicht, was Ironie sonst sein sollte. Ich weiß nicht alles. In *Reality bites (Voll das Leben)* kann Winona Ryder keine Definition der Ironie geben. Merk dir auch das.

Ich trage meine Baseballkappe mit dem Emblem der Brown University. Sie ist natürlich braun mit einem großen weißen B vorn. Lauren und ich bekamen die gleiche Kappe, als sie mich letzten Herbst besucht hat. Bei ihr könnte das B auch für Bonner stehen, so heißt sie mit Nachnamen. Die Sonne ist genau auf Augenhöhe, deswegen müsste ich ohne Kappe blinzeln. Zwei Avocados liegen zum Nachreifen auf der Türschwelle (oder nennt man die Schwelle einer Glasschiebetür eher Fensterbank …).

Eben habe ich einen uninteressanten Eintrag in mein Tagebuch abgeschlossen. Eine Nick-Drake-CD läuft. Unten fahren ein paar Kids Fahrrad, Autos rollen durch die Freeman Street. Und ein Junge sitzt in einem grünen Schaukelstuhl auf dem Balkon schräg gegenüber. Seine Schwester trägt eine blaue Sonnenbrille. Er hat einen Laster auf seinem roten Shirt. Ja, ich spioniere tatsächlich Fünfjährige aus. Um diese Uhrzeit essen die Studenten in Brown im *Ratty* (ein wirklich appetitlicher Name für eine Cafeteria) zu Abend, gehen zu einer Vorlesung oder arbeiten in der Bibliothek. An beiden Orten geht die Sonne unter, die Luft kühlt ab, die Gänsehaut wird dichter. Papa ist in New York. Gus schläft irgendwo oder frisst fischiges Katzenfutter. Für unseren fetten Kater nur das Beste.

Heut Abend gucken Mama und ich eine Folge von *Law & Order,* eine Wiederholung, um sieben Uhr abends auf A&E. Um 22 Uhr läuft eine neue Folge auf NBC. Vielleicht sehe ich mir auch noch eine dritte Folge an, um 23 Uhr, wieder auf A&E. Ob ich besessen bin? Vielleicht. Aber *Law & Order* ist für unsere Dekade, was *Murder She Wrote (Mord ist ihr Hobby)* oder *Matlock* in den 90ern waren. Leben wir in den 00ern? Wie sagt man das?

Auf dem Couchtisch stehen Osterglocken zur Unterstützung der Krebsgesellschaft. Und der kleine Kaugummi-Automat auf dem Esstisch leistet gute Dienste. Knoblauch im Wok. Gebratenes Hühnchen und Reis zum Abendessen. Avocado-Tomaten-Salat mit French Dressing wie in der Highschool. Aber von hier aus kann ich den Sonnenuntergang sehen.

28 Kraniche

Geparkt im siebten Stock, dem Schwan. Jedes Stockwerk im Kinderflügel ist nach einem bestimmten Tier benannt. Ich war auf jedem Stock, mit Ausnahme des zweiten. Logan wurde in Begleitung ihrer Mutter eingeliefert, mit pinkfarbener Sonnenbrille, noch keinen Meter groß. Ich habe ihr mal ein Kompliment gemacht, als wir den Aufzug verlassen haben. Ihre Mom coacht sie: Sag Danke.

Warum sie diesmal wohl ins Krankenhaus kommt?

Pink ist offenbar die Lieblingsfarbe der Zweijährigen. Sie stakst noch an der Hand ihrer Mutter die Treppe in die Empfangshalle hinunter. Sie hält sich an dem Handlauf für die Minis fest, der unterhalb des Treppengeländers für die Erwachsenen angebracht ist, und trägt einen quietschrosa Overall.

Zwischenstopp an der Aufnahme. Hand auf der blauen Karte. Eine Krankenhausmitarbeiterin hat mir einmal erklärt, mit der sei es wie mit der Kreditkarte: Wer ins Children's Hospital kommt, sollte nie ohne nach Hause gehen. Ich nutze den Spruch jetzt. Die Frau in der Aufnahme begrüßt mich jedes Mal mit einem »Hi«, wenn ich vorbeigehe, und sagt dann: »Wie fühlen Sie sich heute?« Ich sollte ihren Namen herausfinden.

Den Namen der Lady aus New York mit dem Einkaufswagen habe ich immer noch nicht herausbekommen. Montags, mittwochs und freitags dreht sie abends ihre Runden auf den Fluren der pädiatrischen Abteilung und ruft: »Der Einkaufswagen! Süßigkeiten, Kuchen, Getränke, Zeitschriften, Toilettenartikel!«, mit einem Hauch Bronx am Ende. Doreen von der 10. Süd erzählte mir bei meiner ersten Einlieferung, wie sie einmal die Einkaufswagen-Frau imitiert habe und die ganzen chronischen Patienten mit ihren Portmonees in der Hand auf den Flur gelaufen wären. Als die Station später im Jahr geschlossen wurde, versetzte man sie in die Abteilung *Labor & Delivery* in Allen Pavillon, einer Dependance des Columbia Children's Hospital. Inzwischen ist sie verheiratet. Sie war meine Lieblingskrankenschwester. Es sind immer die Besten, die gehen, vermute ich.

Genug der Erinnerungen. Wieder in diesem Krankenhaus. Manche Kinder haben offensichtlichere Gesundheitsprobleme, etwa das Baby ein Zimmer weiter, bei dem sie eine Untersuchung machen, um das Atemminutenvolumen herauszufinden. Das Mädchen hat dicke, rote Backen, wie ein Apfel. So werde ich hinterher auch aussehen, hoffentlich nicht ganz so unproportioniert. Auch ein Geschwisterpaar, Bruder und Schwester, ist für den Lungenfunktionstest hier. Sie haben Mukoviszidose. Das weiß ich, erstens weil sie den Rücken krumm halten, extrem mager sind und husten, und zweitens weil ich ein Gespräch mit angehört habe, bei denen ihnen eine Frau eine Studie erklärte. Die Teilnahme daran wird bezahlt, aber die Lungenfunktion muss bei mindestens 60 Prozent liegen. Tja, ich bin nicht für eine Teilnahme qualifiziert.

Sitzen im fensterlosen Raum Nr. 1. Lange Wartezeit, mehrere Reihen gestrickt. Doktor Waltz kommt herein, und wir unterhalten uns. Welche Medikamente ich nehme, was ich vorhabe, eine Frage, die ich gern beantwortet hätte. Er hört meine Lungen ab, es rasselt ein bisschen, nichts Schlimmes. Benutze noch immer jede Nacht Sauerstoff. Drei Liter pro Minute lassen mich gut schlafen. Meine Lungenwerte sind etwas höher als beim letzten Mal, und ich habe schon Angst, dass ich damit die Transplantation vergessen kann – nach allem. Doch die Sorge ist unbegründet. Die Resistenzen, der Sauerstoffbedarf, die Tatsache, dass ich das College nicht bewältige, keine Gewichtszunahme, keine Reserven, um Infektionen abzuwehren, das sind alles Indikatoren. Die Lungenfunktion steigt und fällt, das hat nicht viel zu sagen. Doktor Lillehei kommt kurz herein (er wird die Operation durchführen) und Anne Gould fragt gleich zweimal, ob ich die Krankengymnastik auch wirklich mache: Ja, mache ich. Dann vereinbare ich einen Termin in einem Monat und hoffe insgeheim, dass ich zu diesem Zeitpunkt schon operiert bin.

Auf nach Hause. Nach diesen langen Stunden, woran erinnere ich mich vor allem? Was nehme ich für mich mit? Es herrscht Lungenmangel. In Boston wurde in den letzten zwei Monaten eine Lunge transplantiert, normalerweise sind es in einem solchen Zeitraum zehn bis zwanzig Mein Glück. Außerdem steht noch jemand vor mir auf der Liste. Am besten gewöhne ich mich an Boston. Am besten denke ich nicht darüber nach, im Herbstsemester nach Brown zurückzugehen. Am besten nehme ich das Warten an und denke nicht darüber nach. Am besten heule ich.

30 Kraniche

In Cambridge. Ich komme vom Dinner bei *Bertucci's* mit den Freundinnen von der Highschool. Ich sitze draußen an einem schwarzen Metalltisch vor dem *Au Bon Pain,* während sie an dem Geldautomaten in der Nähe Geld ziehen. Es ist ein quirliger Freitagabend, viele Studenten sind auf dem Platz unterwegs. Wie immer leuchtet der Kirchturm der Memorial Church über dem Hof der Erstsemester. Eine Menschentraube hat sich vor einer Band gebildet, die *Baby Would You Drive My Car?* zum Besten gibt. Ein paar Typen spielen in der Nähe Schach auf den dafür vorgesehenen Steintischchen, ein kleiner Junge mit vorstehenden Zähnen zieht einen Stuhl heran, um den Alten zuzuschauen. Vielleicht wird er seine Tage in 60 Jahren immer noch hier in der Gegend verbringen und an diesen Tischchen sitzen. Tagsüber kann man sich für zwei Dollar mit einem selbst ernannten Schachmeister messen, der eine Zigarre raucht, wohl um dem Ganzen das i-Tüpfelchen aufzusetzen. Flugzeuge fliegen wie auf einer Perlenschnur nach Logan, während aus der U-Bahn-Station der Red Line Leute strömen und einige Minuten benötigen, bis sie sich orientiert haben.

Ich fühle mich wie ein schmollendes Kind. Nein, eher wie eine 40-Jährige, die sich zu alt vorkommt, um noch jung zu sein. Ich bin neidisch, ich kann nichts gegen dieses Gefühl tun. Die anderen leben ihr Collegeleben, drehen nachts auf, verschlafen den Tag. Gehen wandern, singen, saufen, diskutieren über Politik. Manche engagieren sich sogar aktiv oder haben zumindest Freundinnen, die politisch aktiv sind. Und dann sind da noch die Freunde. Sie machen ihren Collegeabschluss, gehen auf die Universität und retten die Welt, weil sie das Wissen und die Zeugnisse haben. Neid. Gehört der zu den sieben Todsünden? Ich weiß es nicht.

Das Leben hat Höhen und Tiefen, Tiefen und Höhen, Höhen und Tiefen, für jedermann. Ich wünsche keinem hier die Tiefen, zu keiner Zeit. Sie sollen immer auf dem Höhenflug bleiben, ein Jahr im Ausland verbringen, sich für Stipendien bewerben. Ich wünschte, ich könnte meine eigene Lage einfach vergessen, wenn ich mit Gleichaltrigen zusammen bin, wünschte, ich könnte genauso albern giggeln und mit meiner Wohnung in Brookline angeben. Wenn ich nur glauben könnte, dass das besser wäre.

Ich danke Gott dennoch für diese Klassenkameradinnen aus der Highschool, die trotz meiner sarkastischen Bemerkungen meine Freundinnen sind und von denen ich mehr abhänge als von einem Auto mit Vierradantrieb im tiefsten Winterschnee.

Mein Piepser

Leonard.

Den Namen habe ich aus dem Telefonbuch.

Er sitzt da und wacht die ganze Nacht wie die Hirten in der Bibel ihre Herde bewachen. Er döst nie ein.

Ich kenne einen Mann, der Lenny heißt, ein witziger Mann aus New York, heute nach L.A. übergelaufen, der im Sommer bei den Dream Street Camps aushilft. Wir kamen wegen seines Akzents ins Gespräch und wegen seines Heimwehs nach der Ostküste. Er hat mich sofort verstanden, als ich behauptete, die Bagels auf der Canyon Ranch seien keine Bagels. Alle anderen Campteilnehmer stammten aus Kalifornien oder aus dem Mittleren Westen, dazu kamen noch ein paar Südstaatler.

Leonard.

Ich blätterte im Telefonbuch und da stand er

Sehr förmlich, einen Tick in Richtung ein bisschen beschränkt. Nicht förmlich im Sinne von konventionell oder nobel. Er hat nichts Extravagantes an sich, wechselt nie die Hülle, immer in Schwarz. Sechseinhalb Zentimeter groß mit Motorola-Tattoo auf dem Rücken steht er da.

Andere haben Piepser mit riesigen Displays, auf denen sie den Empfang der SMS-Nachrichten checken, und etlichen Tasten mit blauer Beleuchtung, Klein-Leonard hat das alles nicht. Vorn bloß zwei Tasten, eine grau, eine schwarz, und die Beleuchtung ist so altmodisch, dass sie das Display nur zur Hälfte erhellt. Gerade hell genug, um im Kino *No Pages* – keine Anrufe – lesen zu können, wenn mich die Unruhe packt und ich nachsehe, weil ich nicht weiß, was ich sonst anstellen soll.

Früher Morgen. Ich drehe mich um und drücke auf den grauen Knopf mit dem Pfeil darauf. *No Pages.* Das ist genau das, was ich erwartet habe. Ich habe den großen Anruf mitten in der Nacht nicht verpasst, es gibt noch keinen Spender. Sauerstoffbrille abnehmen, Brille gegen die Kurzsichtigkeit aufsetzen, aus dem Bett krabbeln, pinkeln gehen.

32 Kraniche

»Das Leben besteht zum Teil aus Warten. Das ist keine verlorene Zeit, das weißt du doch. Du kannst dir etwas ausdenken, nachdenken über Menschen oder das Leben. Das Leben ist manchmal bewegt und manchmal hält es einen Moment inne.« Das sagt meine Mama, um mich zu trösten.

»Ich habe nichts zu tun. Ich will etwas zu tun haben«, entgegne ich untermalt von einem Glaub-mir-doch-Erstklässler-Schluchzen.

»Hm«, fängt Mama an, »du könntest etwas lesen.«

»Nein.«

»Du könntest das Geschirr abspülen oder die Wäsche machen oder einen Film anschauen.«

»Ich kann keine Filme mehr sehen, ich hab sie über.«

»Wie wär's, wenn du zeichnest?«

»Nein.«

War es einfacher, als ich jünger war? Nicht so sehr. Vielleicht wäre es einfacher gewesen, wenn sie ein zweites Kind bekommen hätten, ein eigenes Geschwisterchen hätte ich so gern gehabt, ein Brüderchen oder Schwesterchen, mit dem ich jederzeit hätte spielen können. So habe ich mir das zumindest vorgestellt.

Und jetzt, nach einem Wochenende voller guter Wünsche und einem Osterbrunch mit geräuchertem Lachs bin ich wieder am Wimmern. Die große Leidende. Es ist Frühling, ich sollte gute Laune haben. Am College ist das Semester in wenigen Wochen zu Ende. Ach ja, ich bin nicht im College, denk dran. Es ist an der Zeit, mich zu bedauern. Wer mich in diesem Warteraum sieht ohne jene Stunden, auf die ich nicht stolz bin, hat eine zu hohe Meinung von mir. Hör besser auf zu lesen, bevor du enttäuscht wirst.

Ich merke, dass sich eine Erkältung anbahnt. Der Schleim schmeckt anders, der Husten stört mehr und die Kehle wird hinten langsam wund. Jeder Bissen, den ich hinunterschlucken muss, jeder Schluck Wasser tut weh. Dann muss ich direkt noch einmal schlucken, um sicher zu sein, dass ich wirklich etwas gespürt habe. Habe ich. Wenn mir eine Lunge angeboten wird und ich muss wegen dieser Erkältung absagen, werde ich fürchterlich heulen und wahrscheinlich sogar fluchen.

Heute Nachmittag bin ich mit meinen Eltern zu einer Gärtnerei in Cambridge gefahren. Wir hielten zuerst im nahen *Star Market,* dem einzigen Supermarkt, der an diesem nicht in den ganzen Staaten gültigen Feiertag geöffnet hat, und kauften Gemüse und Obst. Dann haben wir die Gärtnerei gefunden, an der ich jedes Mal auf meinem Weg zum Harvard Square vorbeifahre. Jedes Mal nehme ich mir vor, sie meinen Eltern zu zeigen. Heute konnte ich den Punkt endlich von meiner mentalen Checkliste streichen.

Wir haben Stiefmütterchen, Geranien und Begonien gekauft, dazu Blumentöpfe aus Plastik und Dreck. Die Gärtner nennen das wohl Blumenerde, aber wir Gärtnerneulinge aus New York sind da etwas unverblümter. Ich glaube, wir haben noch nicht das Gefühl, dass uns die fachsprachlichen Ausdrücke schon zustünden.

Mom und ich haben die Pflanzen umgetopft. Vorher genehmigten wir uns einen kleinen Imbiss mit Brezeln, Focaccia und einem Baba-Ganouj-Dip. Meine Hände waren ganz dreckig von der Erde, meine Fingernägel richtig schwarz. Dieses krümelige braune Zeug fühlt sich natürlich an. Der Geruch erinnert mich an Mollys Haus in Palisades. Ich habe ihr ein paarmal im Garten geholfen. Sie hatte immer eine dichte Reihe Stiefmütterchen, die den Weg zum Haus säumten.

Die Blumentöpfe stehen einer neben dem anderen entlang der Rückwand des Balkons. Hoffentlich sind sie kräftig genug, um den Wind hier im achten Stock auszuhalten. Wenn ja, kaufen wir noch mehr. Oh, ich muss sie angießen. Stimmt es, dass man keine Kinder kriegen sollte, wenn man mit Pflanzen kein Glück hat? Oder war das ein Hund, um den man sich zuerst zur Probe kümmern soll? Pflanzen pupsen nicht, also war es wohl der Hund.

34 Kraniche

Ich heule und heule und heule. Das Fieberthermometer zeigt 37,8, meine Augen brennen. Jetzt sitze ich bei *Zathmary's* Feinkostgeschäft mit einer geschmuggelten Coke und esse ein halbes Pfund *prosciutto* mit einer Gabel. Ich muss für Vegetarier ein wandelnder Albtraum sein.

Gestern war Feiertag in Massachusetts (und in Rhode Island, das sich wohl am liebsten zu Massachusetts rechnen würde): Patriot's Day. Und der Boston Marathon fand statt. Meine Mama und ich haben uns hier bei *Zathmary* ein Sandwich geholt, sie mit gegrillten Auberginen, ich mit Schinken, ob das wohl bedeutet, das ich gerade in der Schinkenphase bin? Mit unseren Sandwichs sind wir ein paar Straßen weiter

Richtung St. Paul Street gelaufen und haben ein Plätzchen an der Strecke stadteinwärts zwischen anderen Marathon-Besuchern gefunden. Eine Junge und seine Großmutter saßen an den Baum rechts neben uns gelehnt, links stand eine Seniorengruppe. Sie hatten eine Liste mit den Namen aller Marathonläufer aus dem *Boston Globe* ausgeschnitten und mitgebracht, bei jeder Nummer, die vorbeikam, gingen sie die Liste durch, riefen den Läufer oder die Läuferin beim Namen und feuerten sie an. Sie machten das richtig professionell, hatten Campingstühle dabei, Picknicksachen und ein Radio, um über den Gesamtstand beim Marathon und beim Spiel der Red Sox auf dem Laufenden zu sein. Auf der anderen Straßenseite war die Getränkestation von Meile 24 aufgebaut, guter Teamgeist herrschte da.

Erst kamen die Rollstuhlfahrer, dann die Spitzengruppe der Männer, gefolgt von der Spitzengruppe der Frauen, ungefähr Tage später. Ich brüllte: »Yeah, Frauen!« Muss wohl die All-Girls-Erziehung mit mir durchgegangen sein. Ich steigerte mich richtig rein, feuerte besonders die Läufer für das Children's Hospital an (ich erkannte sie an den Aufdrucken auf den T-Shirts), und die Mitglieder des Mukoviszidose-Teams. Dreieinhalb Stunden später sind wir gegangen, und ich bin ins Bett gefallen. Ich würde ja sagen, dass ich erschöpfter war als die Läufer, aber vielleicht stimmt das auch nicht.

Heute war ein einsamer Tag. Hob mitten in einer Heulorgie den Telefonhörer ab. Redete mit Genevieve und Julie. Rief Freundinnen von der Uni an und hinterließ eine Nachricht nach der anderen auf Anrufbeantwortern. Wenn du angerufen werden willst, musst du selbst anrufen, nicht wahr? Ich wollte es nicht, aber ich konnte nicht anders, als traurig klingende und Schuldgefühle erzeugende Messages abzunabeln. Wer halbwegs sensibel war, musste merken, dass ich geheult hatte. Eines Tages, wenn sie selbst auf eine Lungentransplantation warten, werden sie wissen, wie schwer das Warten fällt, wie sehr ein Anruf hätte helfen können. Aber …

51 Kraniche

Hab eine Weile lang nichts geschrieben, ich weiß nicht genau warum. Seit drei Tagen fällt das Thermometer nicht mehr unter 32 Grad und in Boston herrscht ganz offiziell eine Hitzewelle. Hübsche Abwechslung zur Kälte und trotzdem zu plötzlich, wo ist der Frühling geblieben? Die Bäume sind endlich richtig grün und werfen dichte Schatten, und die Schmeißfliegen sind wieder da. Eine hat sich gerade ins Zimmer verirrt und brummt Mitleid erregend herum. Das Gesumse geht mir auf die Nerven. Seit Montag nehme ich täglich zwei Antibiotika-Kapseln ein, aber das Fieber ist zurück. Nicht wahnsinnig hoch, nur 38,3 Grad, aber genug, um mich langsam zu fühlen und einen stechenden Schmerz zu spüren, wenn ich für eine beliebig lange Zeit die Augen schließe. Mama ist am Dienstag über das Laptop-Kabel gestolpert, und der Akku ist dabei kaputtgegangen. Ein Tag und 278,25 Dollar später war er wieder repariert. Ach, diese unerwarteten Zusatzausgaben.

Rachel und ich haben heute um 13 Uhr Dim Sum gegessen, definitiv nicht so lecker wie in New York. Trotzdem gehe ich hier in der Stadt gern zu einem dieser teueren Lokale, das *Shun Lee Café,* vielleicht hat das etwas mit der Diskrepanz zu tun – ich habe gehört und selbst erfahren, dass hier selbst die besten Dim Sums in chinesischen oder thailändischen Restaurants nicht so gut schmecken wie mittelmäßige

Dim Sums in New York. Die Leute sollten weniger von der Lebensqualität als von der Qualität des Essens reden, denn darauf reduziert es sich letztlich. Das ist zumindest meine Meinung, auch wenn mein Appetit in letzter Zeit zu wünschen übrig lässt.

Wie oft haben mich Menschen, die von der Krankheit nichts verstehen, beschimpft und gesagt, ich solle doch einfach mehr essen. Aber mit Mukoviszidose kann man manchmal einfach nichts essen. Es geht nicht darum, dass ich mich für dick halte oder abnehmen wollte (auch wenn ich felsenfest davon überzeugt bin, dass mein Bauch im Verhältnis zum Rest meines Körpers abnorm groß ist), aber wenn die Lunge infiziert ist, bin ich nach dem ersten Bissen satt. Selbst wenn ich seit Stunden Hunger hatte, selbst wenn ich noch beim Bestellen das Gefühl hatte, völlig ausgehungert zu sein, kann ich nicht aufessen. Einige wenige Bissen, und ich bin satt, so satt, dass ich brechen müsste, wenn ich weiteressen würde. Ich habe so meine Erfahrungen mit Kloschüsseln. Die muss ich nicht ständig auffrischen.

28. April 2001

Liebe Nummer eins,

ich weiß nicht, wie alt du bist, wo du aufgewachsen bist, ob du Geschwister hast und welche Art von Lungenproblemen deine Operation notwendig macht. Aber du hast Blutgruppe 0 und bist ungefähr so groß wie ich und stehst auf der Liste des Massachusetts General Hospital. Seit gut zwei Jahren und zehn Monaten wartest du auf eine Lunge. Ich hasse dich nicht, ich beneide dich nur. Ich will, dass die nächste Lunge mir gehört und dabei stehst du mir im Weg. Deswegen reiße ich Witze über deinen Tod oder stelle mir vor, du bekommst Fieber oder dein Chirurg wäre ausgerechnet dann in Urlaub. Aber das gilt nicht dir persönlich, ich wünsche dir nichts Böses. Aber es ist einfacher, wenn man auf jemand Konkreten böse sein kann. Deswegen nenne ich dich Nummer eins. Du verschwendest wahrscheinlich an mich keinen Gedanken, so wenig wie ich an Nummer drei. Bei diesem Wettbewerb geht es um mehr als um Höflichkeiten, es geht darum, so zu leben, wie wir leben wollen, um die Chance, wieder in unser Leben zurückzukehren, aus dem wir uns ausgeklinkt haben. Du verdienst es genauso gut wie ich, selbst wenn du älter sein solltest, selbst wenn du ein Lungenemphysem hast. Vielleicht wäre es ganz nett, sich einmal zu treffen und sich über unsere Lage zu unterhalten. Trotzdem bist du so etwas wie mein Feind, derjenige, der mir im Weg steht. Ich wünsche dir dennoch viel Glück. Wenn du endlich deine Lunge hast, bin ich die Nummer eins, ein Platz, an dem Hunderte stehen wollen, und es wird wieder eine Nummer zwei geben, die dann so wenig wie ich jetzt weiß, was sie machen soll.

Die Nachricht, dass ich jetzt die Nummer eins bin, erreicht mich am Montag, den 22. April, via E-Mail. Natürlich las ich sie erst am Freitag, nach meiner Rückkehr aus New York, wo ich am Donnerstag übernachtet hatte. Ich war nicht einmal 24 Stunden lang dort gewesen, aber die Gepäckkontrollen und die Wartezeiten im Flughafen haben sich gelohnt. Die Erschöpfung durch Busfahren schmeckt anders, die Fahrer verstecken ihre Aggressivität nicht, die Magnolie an der Straßenecke zu Hause verblüht schon. So sehr ich mich bemühe, ich werde mich nie heimisch fühlen in Boston. Es ist kein schlimmes Schicksal, dort eine Weile zu wohnen, aber für mich ist die 66th Street mein eigentliches Zuhause. Ich will Boston nicht schlecht machen oder die Yankees gegen die Red Sox ausspielen (obwohl ich natürlich zu den Yankees halte). Ich sage nur, dass ich meine Wurzeln in Manhattan habe, und die können nicht transplantiert werden.

In gewisser Weise wusste ich das bereits, weil ich für eineinhalb Jahre auf dem College war. Aber hier spüre ich es stärker, weil man eine solche Zeit wie jetzt zu Hause verbringen sollte. Wir haben versucht, hier eine ähnliche Umgebung zu schaffen.

Gus spielt verrückt. Er gehört meiner Meinung nach auf die Couch, das belegen die Kratzer, die er mir zugefügt hat. Er vermisst mich und ich werde monatelang nicht zu Hause wohnen. Ich kann's ihm nicht verdenken. Mir geht es genauso.

Gestern habe ich am Telefon einen Freund vergrault, weil ich sagte, dass er sich lange Zeit gelassen hat, bevor er sich wieder mal gemeldet hat. Er sagte: »Stimmt, du hast ja Recht, lass uns doch einfach reden.« Weißt du was? So einfach ist das nicht. Es ist nicht egal, dass wir zwei Monate lang nichts voneinander gehört haben. Weil ich dich gebraucht habe. Und andere waren da. Versuch, nicht bitter zu sein. Versuch, nicht zu zeigen, wie verletzt du bist. Versuch, zu vergessen.

57 Kraniche

Ich drücke *Softee*, mein Kissen, an mein Gesicht, ersticke fast an dem Geruch. Das bin ich. Manche behaupten, dass sie nach gar nichts riechen. Andere fragen mich, woher ich wisse, nach was ich rieche. Wo immer ich bin, das Kopfkissen erinnert mich an mein Zimmer in New York, an eine Reise in die Schweiz, als ich zehn Jahre alt war, oder an eine Einweisung ins Krankenhaus, bei der ich mich ständig übergeben musste. Meine Mutter näht ihre Kopfkissen aus Stoffen von *Liberty of London*. Vielleicht rieche ich meine Mutter, so wie ihre Kleider ihren Geruch bewahren. Unterwegs schlief ich immer in einem ihrer Nachthemden.

Starre den Seifenspender in Zimmer 1 046 an. Ein kleiner, komisch geschnittener Raum mit einer breiten Tür, durch die ein Krankenhausbett passt und die Patienten daran hindert, abzuhauen. In letzter Zeit kann ich nur dasitzen und vor mich hinstarren. Ich habe das Gefühl, ich müsste etwas unternehmen. Eine Freundin fragt mich, was ich den Tag über so mache. Ich sehe Filme oder fern, telefoniere oder rufe meine E-Mails ab, bin aber zu faul, um selbst eine zu schreiben. Ich frage mich, wie mein Leben zukünftig aussehen wird. Ob es aus Sitzen, Essen und Pinkeln bestehen wird. Genau das befürchte ich. Ich sterbe noch nicht, ich habe auch das deutliche Gefühl, dass ich nicht während der Transplantation sterben werde, aber das Leben, so wie ich es kannte, ist tot, und ich habe darauf keinen Einfluss. Alles dreht sich nur ums Warten, es hat mich fest in seinen Klauen. Ich kann keine harmlosen Gespräche führen, habe noch nicht einmal Lust, zurückzurufen, was hätte ich schon zu sagen?

Und dann diese Spenden aus dem Mukoviszidose-Lauf. Ich habe noch keine einzige Dankeschönkarte geschrieben, worauf ich sonst jedes Jahr so stolz bin. Die Geber haben ein Dankeschön verdient, ich möchte ihnen Kärtchen schicken. Ich kann mich nicht konzentrieren.

Schlafe in der Hoffnung ein, mitten in der Nacht geweckt zu werden, das Spenderorgan zu bekommen, bevor der Chirurg und die anderen Ärzte am 17. nach Kalifornien fahren. Aber in vieler Hinsicht habe ich inzwischen aufgegeben. Es wird nicht vor dem 17. geschehen. Das wäre zu einfach. Ich bin müde.

4. Mai 2001

Für die viel Beschäftigten

Samen in der Gärtnerei gekauft
In einen Topf gesät und monatelang
gedeiht die Pflanze
gewässert und in der Sonne
bis sie aufhört zu wachsen

Erklärt ein Fachmann:
»Muss in einem neuen Topf transplantiert werden«
Zu beschäftigt vorm Urlaub
Also warte
Bitte Freunde, sich um die Pflanze zu kümmern

Zwei Monate weg
Nur einige der Gebetenen
gießen sie
Rückkehr zu entmutigtem Grün

Transplantation. Wunder groß.
Schau zu. Warte. Hoffe.

62 Kraniche, Mitternacht

Aus unerfindlichen Gründen sehe ich mir *Reality bites (Voll das Leben)* an. Alles ist mit weihnachtlichen Lichtern dekoriert; und ich habe die dritte Infusion hinter mir. Wahrscheinlich gehe ich bald schlafen. Es gibt keinen Grund, lange aufzubleiben.

Selbst wenn keine Infektionserreger im Blut nachgewiesen werden (dafür mischen sie Blutproben in Petrischalen mit Agar und schauen, was sich entwickelt), muss ich für zehn bis vierzehn Tage ins Krankenhaus. Die Kulturen brauchen ein paar Tage zum Wachsen, und am Freitag waren sie positiv. Also bleibe ich auf jeden Fall übers Wochenende hier. Das ist eine halbe Ewigkeit, von jetzt aus gesehen, und ich will nicht mehr in diesem Krankenhaus liegen. Vielleicht können sie mir morgen einen ZVK – das ist ein zentralvenöser Katheter – legen, der ist etwas dauerhafter als diese so genannte Braunüle für die intravenöse Heimtherapie, dann sitze ich hier nicht immerzu fest. Das wär es.

Ich wünschte, ich könnte noch von etwas anderem erzählen. Wie langweilig das alles wird. Mein Mund ist ein dünner Strich, ich bin traurig heute Abend. Was fange ich mit diesem Leben an? Hier herumsitzen, nichts tun. Nichts erreichen. Ich weiß nicht, wie lange ich das noch aushalten kann. Ich habe mehr Geduld als je zuvor aufgebracht, mehr als ich mir je vorstellen konnte, und es ist immer noch nicht vorbei. Vielleicht werde ich im Herbst nicht ins College gehen können, und was dann? Ein ganzes Jahr zum Teufel. Was habe ich verbrochen?

11 Uhr vormittags

Heute Morgen machen nur der Dienst habende Fellow und Assistenzarzt Dave Olsen, der mir gestern die Infusion gelegt hat, Visite. Ich versuche zu verhandeln, merke aber, dass es keinen Sinn hat. Vor Mittwoch gibt's keinen ZVK, die Infektionsgefahr ist noch zu groß. Hoffentlich funktioniert die Infusion. Ich gerate in ein Stadium, in dem ich einfach die Zeit verstreichen lasse und fernsehe, einen Film nach dem anderen, manchmal eine Show, die ich gar nicht sehen will, einfach nur um überhaupt irgendetwas zu machen. Eben habe ich eine Viertelstunde lang die Liste mit den im Spielzimmer angebotenen Filmen studiert, um mir einen herauszusuchen, der mir gefällt. Die Liste ist nicht besonders lang, es gibt nicht sehr viele Filme für mich (es ist ein Kinderkrankenhaus), aber ich war beschäftigt, also habe ich mir so viel Zeit wie möglich gelassen, bevor es lächerlich wurde. Ich kann mal albern sein, aber nie lächerlich.

Ich habe erst nach der Visite geduscht. Hab eine Kurpackung auf meinen Haaren verteilt, die Zähne geputzt, mich eingecremt, einen anderen Pyjama angezogen. Jetzt falte ich Kraniche. Höre meine selbst gebrannte Warte-CD. Nichts anderes bringt mich zum Lächeln, wenn ich allein bin.

67 Kraniche, 11. Tag im Krankenhaus, 22 Einstiche, 4 Infusionen, 5 geplatzte Venen, 1 ZVK

Ich fühle mich wie Bridget Jones, die über ihr Leben schreibt. Außer dass ich nicht nur keine Freunde und keinen Freund habe, sondern auch noch an dieses Krankenhaus gefesselt bin. Lausche den entfernten Geräuschen von Klopfmassagen und vertrauten Hustenanfällen. Auf dieser Station sind viele mit Mukoviszidose. Brian und Laura Jean sind schon relativ alt, er ist 26, sie 34 Jahre. Er erinnert mich an Zeke, außer dass er nicht mit Jersey-, sondern Bostonakzent spricht. Seit 16 Jahren kommt er hierher und hat verschrobene Ideen. Ich beobachte ihn, wie er das Badezimmer eine Viertelstunde lang schrubbt und desinfiziert und anschließend draußen Wache steht, bis alles wieder trocken ist. Er wedelt mit dem

Handtuch Luft hinein, als ob das helfen würde. »Ich achte sehr auf Bazillen.« Sophie hat denselben Horror vor Bazillen. Lucy hat immer ein Desinfektionsmittel der Marke Purell dabei. Ich halte es für Zeitverschwendung, aber vielleicht muss ich es mir nach der Transplantation auch angewöhnen.

Gestern habe ich Estephanie gesehen. In New York lagen wir in einem Zimmer. Ich habe sie seit ihrem achten Lebensjahr nicht mehr gesehen. Sie sprach kein Englisch, hatte langes schwarzes Haar und war so breit wie ein Pfannkuchen. Ein kleines Ding, von dem ich nie gedacht hätte, dass sie es schafft, 15 Jahre alt zu werden. Und heute hat sie gefärbtes Haar, eine frauliche Figur, ist groß. Auch sie wartet auf eine Lunge, steht allerdings weiter unten auf der Liste. Ihr Bruder Ricky leidet ebenfalls unter Mukoviszidose. Er müsste jetzt ungefähr zehn Jahre alt sein.

Ich habe oft mit Katie gesprochen. Sie hat es nur schwer verkraftet, dass ihre Haare wegen der Leukämie ausgefallen sind. Ich höre mir selbst zu, wie ich ihr gut zurede und sage, dass es das wert sei und dass sie so stark und wunderbar ist. Sie erzählt, dass ihre Freunde sie Tag und Nacht besuchen, dass sie ganz viele E-Mails bekommt und dass das Telefon gar nicht aufhört, zu klingeln. Ich bin eifersüchtig. Mein Telefon hat heute genau einmal geklingelt, und das war mein Vater, der zählt nicht. Meine besten Freundinnen begreifen nicht, dass ein Tag hier drinnen sich wie Wochen hinzieht. Jetzt, wo sie Ferien haben, spüre ich das noch stärker. Wahrscheinlich wissen die meisten noch nicht einmal, dass ich im Krankenhaus bin. Nach all meinen Bemühungen um Freundschaft sollte man denken … Ich wünschte, ich könnte behaupten, die Leute wären wunderbar. Wahrscheinlich stumpft man ab, wenn man über Jahre damit unablässig konfrontiert ist. Wahrscheinlich drücke ich auf die Tränendrüse, aber ich weiß mir manchmal nicht mehr zu helfen. Ich will einfach nur diese Lunge haben und nach Hause gehen. Ich hab die Schnauze von diesem Warten voll. Zeit zu heulen.

68 Kraniche

Heute habe ich die Nerven verloren und die ganze Zeit geweint, während ich mit Laura, meiner Therapeutin, gesprochen habe. Ich klang so verbittert und böse und hoffnungslos. Aber meinen Freunden kann ich die Wahrheit offenbar nicht sagen, dazu bin ich nicht in der Lage. Ich sage schon, dass es mir schlecht geht, aber ich erzähle keine Einzelheiten. Nur wenn Patty, die biestige leitende Stationsschwester, nicht da ist, knipse ich nachts das Licht an. Ich wäre beinah in Tränen ausgebrochen, während ich mit einem der Ärzte vorhin gesprochen habe. Wenn ich vor denen anfange zu heulen, bin ich definitiv am Ende. Mein aktueller Heulsong ist *At this Point in My Life* von Tracy Chapman. Sie singt davon, wie falsch ein Leben wirken kann, wenn man es aus einem bestimmten Moment heraus betrachtet. Was könnte besser passen? Julie Falender, Louella und Mama haben mich heute besucht. Und am Morgen waren Lauren und ihr Papa da. Aber dann gehen sie wieder. Ich schaue mir Wiederholungen von *Law & Order* an, die mir mein Vater aufgenommen hat, weil es im Krankenhaus kein Kabelfernsehen gibt. Ich muss aufhören, meine Zeit mit diesen Wutanfällen zu verschwenden.

Laura, meine Therapeutin, sagt, ich muss die Trauer über all das, was mit mir gerade geschieht, zulassen. Ich müsse um das trauern, was ich aufgegeben habe, was mir im Augenblick fehlt und was ich später aufgeben muss. Es sei absolut verständlich, dass ich nicht ausgeglichen und ruhig bin. Im Nachhinein würde diese Zeit des Wartens, die ganzen langen Tage, zusammenschrumpfen. Einige Monate sind im Verhältnis zu einem ganzen Leben nichts. Aber während man drinsteckt, wirkt ein Tag wie ein ganzes Jahr, besonders ein Tag im Krankenhaus. Selbst wenn es nur noch zwei Wochen sind, die ich warten muss, es erscheint unerträglich lang. Ich verliere den Glauben daran. Muss weitermachen, muss weitermachen. »Nun, Darling, häng schön ab«, sagte Ben vorhin, bevor wir auflegten.

Gerade einen weiteren Swiss-Miss-Schokoladenpudding gegessen, meine neue Leidenschaft. Keine Eiscreme, Pudding mit Schokostückchen, genau richtig.

Alle klopfen an, bevor sie eintreten. Sogar wenn die Tür offen steht. Offenbar haben sie hier andere Vorschriften im Krankenhaus. In New York ist Doktor Sheares die Einzige, die anklopft. Ich habe ihr gegenüber einmal eine Bemerkung darüber gemacht, weil es so selten war, und sie sagte: »Es ist dein Zimmer, und ich sollte fragen, ob ich hereinkommen darf.« Privatsphäre. Hier wirkt es unpersönlich, keine überlegte Geste, sondern etwas nach Vorschrift Einstudiertes oder einem Roboter Einprogrammiertes. Trotzdem ist es mir lieber, wenn angeklopft wird.

Eben habe ich mich mit Dave Olsen, dem Assistenzarzt, unterhalten, ein stiller Mann, wahrscheinlich sehr klug. Ältere Ärzte, die mit mehr Lebenserfahrung in die Ausbildung gehen, sind manchmal weicher und verständnisvoller. Sie haben vor oder zumindest während des Medizinstudiums und der folgenden praktischen Ausbildung länger nachgedacht. Ihnen geht es weniger ums Geldverdienen und den Doktortitel.

Die Hauswirtschaftsmeisterin hier singt morgens nicht, wie Carmen es immer tut, und es gibt keine Krankenschwestern von den Philippinen, die über die Ärzte ablästern, während der Doktor ahnungslos bei ihnen im Stationszimmer hockt. Wie Angie. Die hatte Temperament.

Als ich jünger war, machte sie mir Angst, denn sie hatte so ein strenges Gesicht. Aber mit der Zeit konnte ich beobachten, wie sie gegen Regeln verstieß, um einem etwas Gutes zu tun, wenn man es verdient hatte. Sie war eine der kompetentesten Schwestern und ihr Verantwortungsgefühl so stark, dass sie trotz der schlechten Verwaltung und beschissener Arbeitszeiten blieb. In den letzten Jahren hatte sie sich um meine Klopfmassage gekümmert, gleichgültig, ob sie für mich zuständig war oder nicht. Wenn ich hustete, rief ich, und die jeweilige Schwester sagte: »Ich hole Angie.« Sie macht so viele Überstunden, dass sie praktisch jede Nacht im Krankenhaus verbringt. Das laute Klatschen fängt an, wenige kennen dieses rhythmische Schlagen. Andere wachen davon auf, es ist so laut. Das Husten wird schlimmer, lässt aber schließlich doch nach. Schlafe in Seitenlage ein. Niemand kann verstehen, dass ich bei dem Lärm schlafen kann. Vielleicht liegt es daran, dass ich an einer Kreuzung mitten in der Stadt aufgewachsen bin. Aber ich glaube, es liegt an Angies Berührung.

Katie ruft an. Sie sagt, sie wüsste nicht, was sie ohne mich tun soll.

Die meisten werden mich vermutlich nicht verstehen, bevor sie ins mittlere Alter kommen oder eine Diagnose hören müssen, die ich keinem wünsche. Sie muss sich den Kopf rasieren, ich sage, es würde okay sein. Dass es jetzt schwer sei, aber dass sie lernen würde, damit umzugehen. Ich frage mich, ob ich meine eigenen Ratschläge befolgen werde, wenn sich mein Körper verändert, wenn mein Gesicht anders aussieht, als ich es kenne, wenn meine Augenbrauen anfangen zu wuchern. Allzu zuversichtlich bin ich da nicht.

Katie sagt, sie bringt es nicht fertig.

Ich sage, doch, du kannst es. Was, wenn ich es nicht kann?

Keine Antwort.

70 Kraniche

Rechelle ist am Telefon. Super Timing: Als es klingelte, heulte ich gerade Rotz und Wasser, dieser tiefe Schrei, den man unterdrückt, der einem im Unterleib wehtut, der Kopfschmerzen verursacht, die Augen trocken werden lässt. Ich wache jeden Morgen auf und höre das entfernte Geräusch der Klopfmassage, das schwache Echo eines hohlen Schlags auf den Rücken.

17. Tag im Krankenhaus: Kurz vor der Entlassung und zurück in die Bostoner Wohnung nach Abschluss einer Behandlung wegen einer Pilzinfektion

Die kleine Sarah bekommt ihre Klopfmassage im Nachbarzimmer und kichert die ganze Zeit. Sie hat nicht einmal gehustet. Eines Tages, wenn sie älter und kränker ist, wird sie nicht mehr ohne Hustenanfall lachen können. Ich hoffe, ich werde bald wieder so lachen können wie sie.

Gestern Abend habe ich die Ärzte unten im Prouty-Garten getroffen. Es war kalt, aber die Luft tat gut. Weniger stickig als die Luft im Krankenhaus. Ich bin auf dem Weg nach Hause, verlasse diesen neuen Ort, und will doch nichts lieber, als zurückzukommen. Heute Nacht, morgen, bald. Muss meine Sachen fertig packen.

27. Mai 2001

Ich habe den Überblick verloren. Vollständig. Wahrscheinlich könnte ich noch mal von vorn anfangen und herausfinden, welche Zahl von Kranichen welches Datum bedeutet, aber ich weiß nicht, ob sich die Mühe lohnt. Ich habe einen Stapel Kraniche auf dem Couchtisch liegen und muss sie noch aufhängen. Einige sind aus dem Krankenhaus, andere stammen aus dem Gemeinschaftsraum im neuen Wohnheim und eine Schuhschachtel voll hat Diana Fishman heute mitgebracht. Die riechen nach Leder.

Auch wenn viele Freunde hier waren, seit ich das Krankenhaus verlassen habe, wird mir immer mehr bewusst, dass ich einfach nichts zu tun habe. Sie bleiben der Reihe nach je ein paar Stunden. Jess war auf dem Heimweg nach Hanover. Josh, AJ und Jack waren auf dem Weg nach Amherst. Chris und Diana kamen für einige Stunden und fuhren zurück nach Providence. Alex kam von New York und nahm ein paar Stunden später den Zug nach Providence. Sie will mit einigen Freunden aus Boston eine Rundfahrt quer durch die Staaten machen. Und zwischen ihren Touren halten diese viel beschäftigten 20-Jährigen kurz in Boston, um mich zu besuchen. Es hilft.

Aber Sonntagabend saß ich in der Wohnung zusammen mit meiner Mama, und wir hatten nichts für den Montag geplant. Am Dienstag habe ich einen Termin bei der Therapeutin. Freitag werden wie jeden Monat meine Nebenhöhlen von Doktor Jones ausgespült. Was sonst sein wird, weiß ich nicht. Ich könnte einiges auspacken, Geburtstagsgeschenke suchen, duschen, Strände erkunden. Ins *Museum of Fine Arts* gehen, die Ducks Tour mitmachen, die Boston seinen Touristen anbietet. Aber ich bin bei nichts richtig dabei. Der Schwerpunkt ist weg, es gibt keine Begeisterung mehr. Ich lächle, um höflich zu sein, ich gehe ans Telefon, wenn es mal klingelt, weil man das eben so macht. Wie konnte es so weit mit mir kommen? Manchmal denke ich, ich sollte das Handtuch werfen, meine Sachen packen und nach Hause fahren. Dann hätte ich es einige Monate lang versucht und festgestellt, dass es nicht funktioniert. Aber das bringe ich nicht über mich. Je mehr Zeit man schon investiert hat, umso schwerer fällt das Aufgeben. Man sagt sich, du hast jetzt so lange gewartet, so viel länger kann es doch nicht mehr dauern.

Ich sollte nicht darüber nachdenken. Das sagt mir *jeder.* Aber was gibt es denn außer dem? Ich kann nicht so leben, wie ich will, bevor die Transplantation vorüber ist, trotz aller Mühen, diese Gefühle zu unterdrücken. Alex dachte, ich müsste jetzt glücklicher sein. Bin ich das? Dran gewöhnt. Kurzfristig erfreut, weil ich nicht mehr im Krankenhaus bin und wieder Auto fahren kann.

Dieser Sonntag vom Memorial-Day-Wochenende war diesig, fast schon neblig. Den ganzen Tag über dieses weiße Licht, keine Veränderung der Helligkeit. Mir ist es egal. Ich bin nicht zum Grillen eingeladen und es ist nicht einer meiner seltenen freien Montage. Mir gefällt die kühle Luft eher, die verregnete Stimmung. Passt irgendwie zu meiner Laune.

28. Mai 2001

Ich habe eine schwere Zeit hinter mir. Schwerer als je zuvor. Bin ziemlich niedergeschlagen. Ich kann es nicht ertragen, vielleicht noch einen Monat oder länger auf eine Lunge warten zu müssen. Ich kann mich nicht mehr mit den kleinen Dingen befassen, von denen ich mir die ganze Zeit einrede, sie seien sinnvoll. Meine Therapeutin hat mich heute Abend angerufen, dass es einen Anruf gegeben habe, den sie aber hätten abweisen müssen. Toll zu wissen, dass kurzzeitig Bewegung in die Sache gekommen war, aber in meinem Zustand hilft es mir wenig. Sorry, wenn ich auf die Tränendrüse drücke und so niedergeschlagen wirke, aber warum sollte ich irgendjemandem etwas vorgaukeln? Ich habe mir gestern das Video von der Abschieds-Überraschungs-Dinnerparty im März angesehen und all diese Menschen, die mir erzählen, dass ich jeden Tag in seiner ganzen Fülle erleben soll … was für ein Sch… Es ist das Gegenteil von wahr. Ich wache morgens auf und runzle die Stirn, weil ich wieder nicht von einem Telefonanruf geweckt worden bin. Positives Denken, was?

Immerhin haben mich dieses Wochenende Freunde besucht, aber selbst das hilft nur sehr bedingt. Meine Mama und ich haben uns heute *Shrek* angesehen, ziemlich witzig. Eddie Murphy bringt mich immer zum Lachen.

8. Juni 2001

In acht Tagen habe ich 500 Kubikzentimeter Blut verloren, bekam einen Katheter gelegt, hatte eine Lungenembolie und massive Schmerzen in der Brust, und mir ist so permanent übel, dass ich die definitive Entscheidung getroffen habe, morgen nach Hause zu gehen. Wer weiß, ob das irgendwie zählt, aber ich habe dem Lungenarzt in aller Deutlichkeit auseinander gesetzt, dass ich nicht hier herumhänge, wenn sie gar nichts Interessantes mit mir machen. Antibiotika kann ich mir auch zu Hause in die Venen laufen lassen. Nicht richtig zu Hause, aber in der Wohnung in Brookline. Mama ist heute nach New York zurück. Vor einer Woche ist sie nach New Haven mit dem Zug gefahren und kam dann direkt zurück nach Boston. Debra hat den Shuttle von Westchester nach Logan genommen. Beide waren hier, als sie mich viereinhalb Stunden lang wegen der Lungenembolie operieren mussten, um die Blutung in meiner Lunge zu stoppen.

13. Juni 2001

Heute habe ich die Infusionen zu Hause abgeschlossen und der ZVK wurde entfernt … ohne ist es viel angenehmer. Ich bin völlig erschöpft, und im Grunde sagen die Ärzte nichts anderes als: »Naja, du brauchst eben ein Spenderorgan, und im Moment können wir wenig machen.« Sie haben die Infusionen abgesetzt, weil ich sie jetzt seit über einem Monat bekomme und sie offenbar nicht viel bewirken. Alle sind sich einig, dass ich von der Embolie geschwächt bin und dass die Schwellungen in der Lunge und die Hämatome in der Speiseröhre eben Zeit brauchen, um abzuheilen. Ich bin auf 119 runter, Rekordtiefstand seit Jahren, und mein Appetit ist noch nicht zurückgekehrt. Ich hoffe, dass die Zahl der Proerythrozyten, die zu roten Blutkörperchen werden, gestiegen ist und keine Infusionen mit roten Blutkörperchen notwendig werden. Aber immerhin ist Lauren hier und sie gibt gemeinsam mit meinem Vater ihr Bestes, um mich aufzuheitern und mir Sachen zu besorgen und mich mit allem außer Gewalt zum Essen zu verführen … »Magst du das? – Wie wär's damit? – Bist du sicher, dass du das nicht haben willst?« Es ist total süß. Ich weiß nicht, wie ich das ohne sie durchstehen würde. Und ich habe mehr oder weniger meinen Frieden mit der Warterei gemacht und bin einfach nicht mehr so stinksauer wie bisher. Samstagnacht kam ein Anruf, aber das Lungenpaar war wieder nicht gut genug.

14. Juni 2001

Diese E-Mail habe ich an Louella, Ben, Ali, Adam, Brooke und Eric geschrieben:

Hey Leute,
wollte schnell eine E-Mail schicken und sagen, dass es mir sehr gut getan hat, euch alle heute zu sehen. Auch wenn mein Besuch kurz war und ihr eure Zeit opfern musstet, bin ich froh, dass ich es auf die Reihe gebracht habe. Ich habe eine Weile auf dem großen Rasen gesessen, bevor ich wieder ganz allein fortgegangen bin. Es war total still. Eine Gruppe mit Studienanfängern wurde durch das Gelände geführt. Ich dachte daran, wie ich vor drei Jahren an dieser Tour teilgenommen habe. Damals ging es mir gut, ich habe mich wahnsinnig auf das College gefreut und gedacht, es würde ein Riesenspaß. Und auch wenn ich tief in mir das Gefühl habe, dass viele meine Erwartungen enttäuscht haben, weiß ich auch, dass ich ein Riesenglück habe, weil umgekehrt einige dabei sind (Talent, Ausdauer, Loyalität, Charakter), an die ich vor drei Jahren auf der Tour über den Campus noch nicht einmal gedacht habe. Ihr alle gehört in diese Kategorie.

L.

15. Juni 2001

Ich habe noch mehr an Kraft verloren. Wenn ich ein Kind wäre, würde ich absaufen. Und der Appetit ist Definitionssache. Und heute habe ich sogar einen Ensure Shake getrunken, Flashback in die sechste oder siebte Klasse. Dieser in Dosen verkaufte Trunk mit allen wichtigen Nährstoffen und Kalorien, einen am Morgen, einen am Abend, und der ganze Tag ein einziger Kampf deswegen. Wir hatten ein spezielles Glas dafür, extragroß, dunkelgrün, schick. Heute saß ich im Bett und trank den Shake, während Lucy mich ermunterte, ihn auszutrinken und noch eine Erdbeere zu essen, und ich fragte mich selbst: Was ist mit meinem Körper los? Warum fühlt er sich so anders an? Warum kann es mir nicht gut gehen? Kein Appetit, keine Energie, nur krank. Ich will meinen Katheder, meinen *Port-a-Cath,* wiederhaben, ich will wieder eine Magensonde gelegt bekommen. Ernährt mich doch intravenös, verabreicht mir Infusionen mit Antibiotika und schlagt mich k.o., bis der schicksalhafte Anruf kommt. Und wenn ich nicht mehr aufwache, ist das immer noch einfacher, als mir selbst beim allmählichen Verschwinden zuzusehen, während andere Europa bereisen und schwer in ihren Ferienjobs schuften.

Liege ich im Sterben? Ich weiß es noch nicht. Aber es ist anders als vor einem Monat. In Cambridge einkaufen gehen erschöpft mich völlig, und das war noch nie der Fall. Dabei bin ich ganz sicher, wenn ich erst permanent auf Sauerstoffgaben angewiesen bin, werde ich den jetzigen Zustand für beneidenswert halten. Aber im Moment beneide ich mich überhaupt nicht.

20. Juni 2001

Das Himmelszelt rumpelt und kracht heute Nacht. Ob sich da auch Schleim ansammelt? Wohl kaum. Aber das sommerliche Unwetter draußen stürmt gewaltig, erst ist es unheimlich still, und dann prasselt der Regen und es ist so windig, dass man die nächste Umgebung vorm Fenster nicht erkennen kann. Die Blitze erschrecken mich. Rebecca witzelt, ich könnte eine Lunge von einem kriegen, den der Blitz erschlagen hat. Kicher. Drei Leute haben gewettet, heute würde ein Spenderorgan kommen, unter anderen auch mein Vater. Ihnen bleiben noch vier Stunden, um die Wette zu gewinnen.

Zurück in Haus 5 und Doktor Waltz' Transplantationsklinik. Alle Mitglieder des Transplantationsteams sind da und stehen zur Verfügung, wenn man einen Termin haben will. Anne Gould, die Krankengymnastin, redet von Übungen. »Geh spazieren, versuch es wenigstens« usw. Versorgt uns mit der Adresse einer auf Klopfmassage spezialisierten Firma, damit ein Krankengymnast mehrmals die Woche vorbeikommt. Statt zu protestieren stimme ich doch tatsächlich zu. Was ist los mit mir? Ich hasse Klopfmassagen! Aber der Schleim ist stärker. Ich brauche mehr Unterstützung. Wenigstens vorübergehend.

Und da ist er, der für mich wichtigste Mann, Doktor Waltz. Ovale Brille, Kinderkrawatte, nicht groß, aber intelligent. Er macht sich in unleserlichen Krakeln Notizen, während ich meine Geschichte von wegen Schleim erbrechen und Erschöpfung erzähle. Ich baue immer ein paar Witze ein, weil ich merke, dass ihm das Spaß macht.

»Also dann habe ich den ganzen Mucus ausgespuckt. Und dann hab ich Hühnchen gegessen.«

Wahrscheinlich finden nur Ärzte und einzelne Patienten das in gewissen Momenten witzig, aber ich bekam meinen Lacher.

Während er mich untersuchte, betrachtete ich seine Ausweiskarte und erklärte, das Foto werde ihm nicht gerecht.

Offenbar hatte ihn der Patient vor mir, ein vierjähriger Blondschopf, gefragt, ob er der Mann auf dem Bild sei.

»Was soll ich daraus schließen?« Lachen.

Dann sagt er, was er denkt. Erstens sollten wir mit Epogen anfangen, damit mein Körper mehr rote Blutkörperchen produzieren kann. Das bedeutet mehrmals die Woche eine subkutane Injektion. Dann gab es Entscheidungen, die getroffen werden mussten.

> Option 1: Die einfachste Möglichkeit ist, ins Krankenhaus zu gehen und dort Infusionen und Medikamente zu bekommen.

> Option 2: Ambulant einen ZVK legen lassen und zu Hause Infusionen machen, fünf Tage lang eine niedrige Dosis Prednison nehmen.

Selbstredend entscheide ich mich für die zweite Möglichkeit. Ach ja, und noch mehr Ensure Shakes trinken und essen, so viel ich hinunterbringe. Öfter eine kleine Mahlzeit einlegen.

Zum Glück ist Paula, die Super-ZVK-Schwester, damit einverstanden, nach einer Sitzung einen Versuch zu wagen. Zwei Stunden muss ich totschlagen, bis der zentralvenöse Katheter gelegt wird. Sitze im Garten, im Schatten, beim Eingang, wo etwas los ist. Eine große Gruppe neuer Medizinalassistenten nimmt etwas weiter weg das Mittagessen ein, alle so um die 20 Jahre alt. Nach ein bisschen Telefoncoaching von einem Bekannten packe ich den Stier bei den Hörnern.

»Hallo, entschuldigen Sie da drüben, hören Sie mir kurz zu, bitte? Tut mir Leid, dass ich Sie beim Lunch störe, aber ich wollte Ihnen nur sagen, dass ich Laura heiße, 20 Jahre alt bin, Mukoviszidose habe und auf eine Lungentransplantation warte. Wenn Sie irgendwelche Fragen zu der Assistenzzeit hier haben, ich sitze da drüben und bin Profipatient. Sie können mir auch Fragen stellen, die nichts mit Mukoviszidose zu tun haben, es kann alles betreffen, was mit dem Krankenhaus zusammenhängt.«

Gelächter.

»Wollen Sie sich zu uns setzen?«, fragt der angehende Chefarzt.

»Danke, nein, ich fühle mich nicht so wohl und will nicht so viel reden, deswegen beschränke ich mich lieber darauf, einzelne Fragen zu beantworten.«

Die Unterhaltung ging noch ein Weilchen, dann sagten sie artig Danke und ich kehrte zu meiner Coke zurück. Es fühlte sich gut an. Gab Kraft.

Drei andere Mukoviszidose-Patienten setzen sich zufällig vor mich und meine Mutter auf den Rasen und hören mich am Handy über Mukoviszidose reden. Einer dreht den Kopf und sagt: »Das haben wir auch.« Ich hatte die Diagnose schon gestellt. Krumme Fingernägel, gebeugte Rücken, dünne Beine, große Tabletts mit Essen, ZVK, zu alt für ein Kinderkrankenhaus – verräterische Zeichen. Einer war 33, der andere 29, der jüngste 19. Der Älteste hatte erst mit 27 die Diagnose erfahren! Ich kann fast nicht glauben, dass er wirklich an Mukoviszidose leidet. Mukoviszidose heißt, krank aufwachsen, sich die ganze Zeit der Krankheit bewusst sein und gegen sie kämpfen; Mukoviszidose ist keine Diagnose, die man wie

Krebs oder so etwas erfährt. Für mich gehört das einfach dazu. Natürlich wird es bei manchen erst sechs Monate nach der Geburt oder im Alter von vier Jahren festgestellt, aber das ist trotzdem so, als wüsste man es von Geburt an. Es ist verrückt. Er weiß, wie das ist, wenn man ganz gesund ist und nicht ständig im Hinterkopf hat, dass man sterben muss.

Und ich habe wohl bisher nicht gewusst, wie sehr mich das von den anderen unterscheidet und von ihnen trennt. Für mich ist 40 Jahre ein hohes Alter, für die anderen ist das jung. Ich lebe von einem Tag zum anderen, während ein Tag für die meisten bedeutet, irgendjemanden zu treffen, und es nur darum geht, wann und wo und wie man dahin kommt.

Ich habe nicht Krebs. Das ist auch eine Krankheit, aber völlig anders gelagert. Es gibt kein Protokoll, keine Vorhersagbarkeit, keine Prozentsätze. Ich habe selten das Gefühl, dass meine Medikamente Gift sind, eher erscheinen sie mir wirkungslos. Und ich kann nie darauf hoffen, vollständig geheilt zu werden. Meine Krankheit ist chronisch, wie ein Buch, das immer weiter geht. Und selbst innerhalb chronischer Krankheiten gibt es von Patient zu Patient Unterschiede. Neben den physischen gibt es psychosoziale usw., die den Krankheitsverlauf beeinflussen. Jetzt rede ich wie ein Lehrbuch. Wollte ich gar nicht. Es ist eine Beobachtung. Ich habe das Gefühl, dass ich mehr auf die Einzelheiten achte. Es ist irgendwie komisch: Es verlangsamt meine Rede und meine Bewegungen.

21. Juni 2001

Die ersten Sommertage … hm … Ich hätte wirklich gedacht, dass ich im Sommer seit Monaten neue Lungen hätte.

Das war ätzend heute Morgen, als ich um halb sechs aufgewacht bin, weil ich husten musste. Erst gegen acht konnte ich wieder einschlafen! Und dann rief die Pflegefirma um Viertel nach neun an, und vorbei war es mit dem Nickerchen.

Naja, vielleicht lege ich mich nachher noch einmal hin.

Das ist mein aufregender Tagesplan:

10.30 Infusionsschwester kommt, wechselt den Verband um den ZVK, beginnt mit der Infusion
11.00 (ab morgen) der Typ für die Klopfmassage kommt rüber
12.00 Trainer kommt, wir dehnen und arbeiten mit einem Gewicht für den linken Arm (mit dem rechten kann ich wegen der Braunüle nicht üben)
13.00 Papa kommt aus New York … vielleicht Mittagessen oder einen Ensure Shake trinken
17.00 weitere Antibiotika-Infusion. Abendbrot? Wenn ich Hunger habe, noch einen Ensure Shake.
19.00 Lucy sollte für ein paar Stunden vorbeikommen
23.00 *Law & Order* auf A&E

Auf dem absteigenden Ast

Ein Samstag im Juni. Der 23. Juni, um genau zu sein.

Lucy und Lauren, zwei 20-jährige Führerscheininhaberinnen, sind auf einem illegalen Trip zum *Star Market.*

Sitze auf der blauen Couch mit dem Überwurf, an purpurfarbenen Samt geschmiegt. Das Licht wirft zuckende Schatten an die Wand. Mir tut alles weh, aus den Augen strömen sinnlose Tränen.

Es geht nicht mehr darum, es zu wollen.
Der langsame Sinkflug zum Flughafen hat begonnen.
Es geht um etwas dringend Notwendiges.

24. Juni 2001

In der Sonntagsausgabe der *Times* war heute Morgen ein Artikel über lebende Organspender. In den Abendnachrichten war dann ein Bericht über einen Marsch für Leberkranke und die wachsende Aufmerksamkeit für Lebertransplantationen. In *Airplane (Die unglaubliche Reise in einem verrückten Flugzeug)* – den Film habe ich gestern gesehen – ist das kranke Mädchen im Flugzeug auf dem Weg zu einer Herztransplantation. Heute fühle ich mich ein bisschen besser, warum auch immer. Ich bin heute Abend niedergeschlagen. Das geht vorbei. Obwohl ich den Eindruck habe, dass ich hier nie rauskomme.

30. Juni 2001

Ich setze mich aufs Bett und stoße mit der Zehe an den blöden Infusionsflaschenständer. Ich hebe mein Hemd, und werde im selben Moment daran erinnert, dass es keinen Hahn mehr zum Spülen gibt … Der ZVK reagiert nicht, wenn ich aufdrehe. Mit dem Antibiotikum Cipro angefangen. Plötzlich ein Piepsen. Luft in der Leitung. Zudrehen! Reparieren. Inzwischen sind zwölf Kubikzentiliter hineingelaufen.

Meine Stimmung ist weit unter dem Nullpunkt. Blitze, Donnerkrachen. Ich vermisse New York. Donnerkrachen. Im Scrabble verloren. Donnerkrachen.

Heute sind wir ins *Fenway 13* gegangen, eines der vielen Multiplex-Kinos in Boston. Ich hatte aus Versehen zu viel Salz auf Noahs Popcorn gestreut, und habe dann zum Ausgleich meine Portion auch versalzen. Das Pärchen vor uns fing an, über mein ständiges Husten zu reden. Komischerweise nahm ich es kaum zur Kenntnis, aber Debra störte sich sehr daran. Die zwei sind gegangen, noch bevor die Vorschauen begannen.

Das nächste Pärchen schaute nach einigen Hustern herüber. An diesem Punkt lehnte sich Debra hinüber und sagte im höflichsten New Yorker Tonfall, dass ich während des gesamten Films husten würde, wenn sie also ein Problem damit hätten, sollten sie am besten gleich gehen. Die beiden Männer sahen sich an, flüsterten miteinander und entschieden sich fürs Bleiben. Die Vorschauen dauerten mindestens eine Viertelstunde, und die Zuschauerreihen waren gut gefüllt.

Ich hätte nicht gedacht, dass ich so viel huste. Aber beim Abspann, als das Licht anging und die Leute das Kino verließen, rief ein Mann auf der anderen Seite: »Danke für das Gehuste!« Gelächter. Es dauerte eine Weile, bis ich es verstand. Halt Moment, der meint ja mich. Aber es war zu spät, um sein Gesicht in der Menge herauszufinden. Es war ein leicht übergewichtiger Mittdreißiger mit braunem Haar, ein Weißer. Ich wünschte, ich hätte ihm einen bösen Blick zuwerfen können. Ein anderer Mann räusperte sich mehrfach ziemlich affig, als er an uns vorbeiging. Donnerkrachen.

Versuch, es zu vergessen. Sag dir, das sind Ignoranten. Wenn die wüssten, würde es ihnen Leid tun. Was soll's. Ich weiß nicht, was man von mir erwartet. Ich wohne in dieser Wohnung, mache Spiele, sehe mir Videos an. Versuche, mich zu motivieren, fröhlich zu stimmen und zum Lachen zu bringen. Aber heute Abend gelingt es mir überhaupt nicht. Es sieht alles ziemlich düster aus. Vier verdammte Monate bin ich nun schon hier. Ins Kino gehen ist ein »Ereignis«. Gemüse kaufen und Auto fahren ermüden mich total. Essen ist mir lästig und nichts passt mir mehr. Es ist völlig unklar, ob ich im Herbst ins College an die Brown zurückkann. Eher unwahrscheinlich.

Das Schlimmste ist, dass es nicht unbedingt besser wird, wenn das eintritt, worauf ich warte. Vielleicht huste ich dann nicht mehr im Kino, aber die Leute werden mich anstarren, weil ich so ein feistes Gesicht habe. Vielleicht machen sie sich sogar lustig über mich. Aber ich habe keine Wahl. Ich wünschte, ich könnte einschlafen und erst wieder aufwachen, wenn sie Lungen für mich haben. Es wäre so viel einfacher. Inzwischen sind 107 Kubikzentiliter hineingelaufen.

In die Old Plank Road abbiegen

Ich fahre die überwachsene, ungepflegte Auffahrt hinauf. Keine Markierungen, keine Schilder. Der Weg wurde offenbar vor nicht allzu langer Zeit benutzt, siehst du die Schleuderspuren? Er ist gerade breit genug für eine moderne Familienkutsche. Große Steine lassen den Wagen schwanken, schnell genommene Kurven verursachen Brechreiz. Aber am Ende des steilen Wegs wartet die Erlösung.

Da ist eine Hütte mit einer Fensterwand, die Papa mit seinen Freunden gebaut hat, auf dem Dach haben wir oft gespielt, die Reste eines Seeblicks, eine Veranda mit Windschutz, Werkzeug und Berge von Regenmänteln, im Hauptraum ein Stapel Matratzen und eine Küche, die sich immer mehr ausbreitet.

Rauch quillt aus dem Schornstein. Laufe über die Bohle, die den Bach überspannt (im Sommer ist er oft ausgetrocknet), und mir steigt der Geruch von Kaffee und Hafermehl in die Nase, vertraute Stimmen dringen an mein Ohr, und ich fürchte mich jetzt schon vor dem Häuschen mit dem Plumpsklo.

Ich muss immerzu an diese Zufahrt denken. Der steile Weg abwärts flößt einem durchaus Respekt ein, wenn man ihn zum ersten Mal fährt. Reiß das Lenkrad schnell herum, damit du den und den Baum nicht mitnimmst, versuch, den großen Felsbrocken auszuweichen, meide die schlammigen Spurrillen.

So habe ich all die Jahre gelebt. Halb im Bewusstsein dessen, was mich erwartet, und trotzdem musste ich erkennen, dass es sich mit der Zeit verändert, es lässt sich nie vorhersehen. Ganz zu schweigen von der Zumutung, den steilen Weg hochzugehen. Über die Zufahrt reden und sie hinunterlaufen sind zwei Paar Schuhe. Mit Erfahrung spürt man die Herausforderungen, statt sie sich vorzustellen. Aber wenigstens weiß ich, wohin die Zufahrt führt – zur Hütte. Es ist keine Frage, was mit mir geschieht, wenn ich unten ankomme, wen ich wiedersehe und wen nicht. Ich würde gern auf die Bremse treten und wieder hochfahren, eine andere Zufahrt ausprobieren, eine, die jemand gepflastert hat und auf der keine Überraschungen warten.

Eine, die nicht abwärts führt.

Meine Ängste mit 17
(Heute bin ich 20)

Unsicher, wann der Tod zuschlägt.
(Bin ich immer noch.)

Ich will nicht im Bett sitzen und auf eine Transplantation warten.
(Muss ich aber.)
Werde ich eine Chance bekommen, die Träume meiner Kindheit zu verfolgen?
(Schaff ich's bis Neujahr?)
Werde ich das College zur Hälfte fertig bringen und dann aufgeben müssen?
(Kann ich nach Brown zurückgehen?)

Ich will nicht im Bett sitzen und auf eine Transplantation warten.
(Muss ich aber.)
Angebunden an einen Sauerstoffbehälter.
(Ich trage die Sauerstoffbrille nicht permanent.)
Werde ich das College zur Hälfte fertig bringen und dann aufgeben müssen?
(Kann ich nach Brown zurück?)
Und immer wieder ins Krankenhaus eingeliefert werden?
(Warum auch immer.)

Angebunden an einen Sauerstoffbehälter.
(Ich trage die Sauerstoffbrille nicht permanent.)
Unfähig, nach Indien oder Australien zu fahren.
(Na und? Ich darf noch nicht einmal nach Hause.)

Und immer wieder ins Krankenhaus eingeliefert werden?
(Warum auch immer.)
Werde ich noch zu Hause wohnen, wenn ich ausgezogen sein sollte?
(Kriege ich je neue Lungen?)

Unfähig, nach Indien oder Australien zu fahren.
(Na und? Ich darf noch nicht einmal nach Hause.)
Ich will nicht, dass mich meine viel beschäftigten Freunde verlassen.
(Es ist nicht ihre Schuld. Abgesehen davon haben mich manche nicht im Stich gelassen.)
Werde ich noch zu Hause wohnen, wenn ich ausgezogen sein sollte …
(Kriege ich je neue Lungen?)
Und spucke literweise Blut?
(Beim letzten Mal war es ein halber Liter.)

Ich will nicht, dass mich meine viel beschäftigten Freunde verlassen.
(Es ist nicht ihre Schuld. Abgesehen davon haben mich manche nicht im Stich gelassen.)
Ich will nicht allein sterben …
(Ich will nicht vor der Transplantation sterben.)
und literweise Blut spucken.
(Beim letzten Mal war es ein halber Liter.)
Was wird mit mir geschehen, wenn ich sterbe?
(Was wird mit mir geschehen, wenn ich sterbe?)

Ich will nicht allein sterben.
(Ich will nicht vor der Transplantation sterben.)
Unsicher, wann der Tod zuschlägt.
(Bin ich immer noch.)
Was wird mit mir geschehen, wenn ich sterbe?
(Was wird mit mir geschehen, wenn ich sterbe?)
Werde ich eine Chance bekommen, die Träume meiner Kindheit zu verfolgen?
(Schaff ich's bis Neujahr?)

7. Juli 2001

Heute ist Laurens Tag. Mann, ich hoffe sie gewinnt den Jackpot! Kat hat die Idee gehabt, Wetten auf den Tag meiner Transplantationen abzuschließen, damit das Warten weniger langweilig ist. Die Bieter sind Tag für Tag wie die Fliegen umgefallen. Fünf Leute haben auf den 4. Juli getippt, vier auf den 5. Ich wusste, dass in der Ferienzeit keine Lungen kommen würden, es ist nur allzu vorhersehbar.

Letzten Montag musste ich erneut ins Kinderkrankenhaus. Wir haben Laurel, die Koordinatorin der Transplantation, um ein Uhr beim Lungenfunktionstest getroffen. Sie war braun gebrannt und sah gut erholt aus nach ihrem zweiwöchigen Familienurlaub im Süden von Frankreich. In ihrem Gesicht zeichnete sich Besorgnis ab, als sie mich sah, und ich hörte, wie sie später zu Debra sagte: »Wir müssen einfach Lungen finden.« Der ZVK musste entfernt werden, wie ich schon vermutet hatte. Ich hatte zwölf Tage durchgehalten, zehn darunter mit großen Schmerzen, aber jetzt war die ganze Seite rot, heiß und geschwollen.

Es war keine große Sache, den Katheter herauszuholen, auch wenn Debra und Lauren gequält zusahen, wie Laurel an dem 50 Zentimeter langen Schlauch zog. Wegen der Entzündung war es nicht so einfach, und an einem bestimmten Punkt ruckte sie einfach heftig daran. Dann kam Pflaster drauf. Noch ein zugeklebtes Loch.

Wie meine Gesundheit sicherstellen? Antibiotika oral nehmen. Keine große Sache. Doch halt. Sie will, dass ich Tobramyacin mit dem Inhalator einatme. Das *hasse* ich. Es stinkt und ist klebrig, und es dauert ewig und schmeckt scheußlich. Für mich eine echte Strafe. Muss ich nach allem auch noch in diesen sauren Apfel beißen? Ich ziehe mich in mein Schneckenhaus zurück, stelle das Reden ein und drücke meine Mutlosigkeit dadurch aus, dass ich mich selbst zum Schweigen bringe.

Laurel ist zur Telefonzentrale, um mir einen neuen Piepser mit lesbaren Nummern zu besorgen. Debra und Lauren sind ins *Au Bon Pain* Mittag essen, und ich habe mich in den Garten gesetzt. Sonne, ein laues Lüftchen, Stille, bis ein Helikopter auf dem Krankenhausdach landet. Wenn ich dieses Geräusch höre, denke ich, es wären meine Lungen. Wenn ich eine Kühlbox im Park sehe, stelle ich mir meine Lungen darin vor. Vor einem Monat bin ich nach Providence gefahren und sah einen Lastwagen mit der Aufschrift *Sargmacher*. Als wären Särge nichts anderes als Brot oder Matratzen. Ich starrte den kleinen quadratischen Truck so lange an, bis ich Schlangenlinien fuhr, weil ich ganz benommen war.

Debra und Lauren sprachen sich vehement gegen meinen Willen aus, die Tobramyacin-Inhalation abzulehnen, und wurden enttäuscht. Alle, die mir nahe stehen, eint der unerschütterliche Glaube, ich solle jede Kleinigkeit befolgen, die meiner Gesundheit dient, gleichgültig, wie schlecht es mir damit geht oder wie sehr ich es hasse. Aber in dieser eingeschränkten Welt steigert sich selbst die kleinste Abneigung zu kolossaler Größe, weil ich sehr viel größere, nicht kontrollierbare Unannehmlichkeiten hinnehme. In dem Punkt würde ich niemals nachgeben.

Ich war um halb vier bei Doktor Burr. Es war seltsam, nicht mehr in dem kleinem Sprechzimmer meiner Therapeutin Laura zu sitzen. Ich vermisse sie oder vielmehr die Annehmlichkeit, sie dort zu wissen und zu wissen, dass sie mich versteht. Doktor Burr fliegt in die Mongolei und wird erst Ende Juli zurück sein. Ich habe für den 30. Juli einen Termin und hoffe, dass ich ihn nicht wahrnehmen kann. Wenn ich verzweifle, kann ich Laura in Newton aufsuchen oder Doktor Raduns in New York anrufen, aber das ist nicht dasselbe. Auf der einen Seite fühle ich mich betrogen und vernachlässigt. Alle haben Ferien, sind damit beschäftigt, ihr Leben zu verändern, gerade wenn ich sie brauche. Aber andererseits kann ich unmöglich etwas dagegen haben. Ich bin ihre Patientin, ein Teil ihres Lebens, aber kein lebenswichtiger Teil. Ich will, dass sie so leben, wie sie das wollen. Ich bin froh, dass Laura den Wechsel geschafft hat. Es ist nicht einfach, sich nach zehn Jahren an einen neuen Alltag zu gewöhnen.

Ich bin in vielen Dingen innerlich zerrissen. Es freut mich, wenn Freunde anrufen. Auch wenn sie sich lange nicht gemeldet haben und ich das Gefühl habe, dass der Kontakt abgerissen ist, weiß ich, wie anstrengend es für sie ist, den Hörer abzunehmen und von meinem Leben zu hören, und deswegen bedeutet es mir etwas. Schließlich gibt es auch die, die niemals eine E-Mail schicken oder anrufen. Trotzdem beenden selbst jene, denen ich mich besonders nahe fühle, ihren Anruf mit den Worten: »Gut, ich rufe dann in einer Woche wieder an«, oder: »Ich bin demnächst für ein paar Wochen in Boston.« Und dann merke ich, dass ich in einer anderen Zeitzone lebe, mit der die Wenigsten rechnen können.

KAPITEL 3

Dazwischen: Der Anfang

15. Juli 2001 – Der Tag, an dem ich alle weckte

Das Telefon klingelt. Halb noch im Traum nehme ich ab, und trotzdem weiß ich irgendwie schon Bescheid. »Hallo?«

»Hallo, Laura«, sie legt eine Pause ein, »hier ist Laurel.« Wieder eine Pause. »Wir haben Lungen.«

»Du machst Witze!«, sage ich verschlafen, und noch während ich es ausspreche, wird mir klar, dass sie natürlich keine Witze macht.

»Nein, es ist wirklich so. Es ist noch ziemlich früh, aber so weit läuft alles nach Plan.«

Und so fing alles an.

Jess, eine von drei Freundinnen aus dem College, die dieses Wochenende zu Besuch gekommen sind, wacht im Bett mir gegenüber auf. Sie rennt in den Raum, der in diesem Wartezimmer von Wohnung zum Schlafzimmer meiner Eltern mutiert ist. Kat und Emma schlafen dort, fangen bald an zu schreien und kommen herübergerannt. Mir bleibt eine Stunde Zeit, um ins Krankenhaus zu fahren. Für diesen Tag habe ich geplant, Kalender angestarrt, habe ihn herbeigesehnt, herbeigefleht, vier Monate lang, in einer Stadt, die nicht die meine ist.

Leg den Hörer auf. – Bleib ruhig. – Nimm den Hörer ab.

Ich rufe meine Eltern an.

Papa geht ans Telefon, weil es auf seiner Seite des Bettes steht. »Hallo?«

»Papa, wir haben Lungen!«, rufe ich und heule fast dabei.

»Du machst Witze!«

»Genau das habe ich Laurel auch gesagt.« Kichern.

Ich höre ihn: »Mary, wach auf, Mary, Lungen!«

Einzelheiten erörtern, aber nicht zu lange reden, schließlich müssen sie nach Boston kommen, bevor die Operation beginnt. Ich habe ganz bestimmt auch mit Mama gesprochen. Ich bin sicher, wir haben uns gesagt: »*I love you!*«

Nimm den Telefonhörer wieder ab. Ruf Debra an, die für mich so etwas wie eine Patentante ist. »Ich habe Lungen.«

»Was? Du hast was? Ich bin schon unterwegs.« Sie hat es von Westchester aus in einer Stunde 57 Minuten geschafft. Zum Glück war es noch zu früh für Geschwindigkeitskontrollen. Arliss, ihr Ehemann, ist nicht bereit, ihr diese Zeit zu glauben. Fakt ist, dass die wenigsten Männer ihr diese Zeit abnehmen würden.

Immer noch den Telefonhörer in der Hand arbeite ich die Liste ab, die ich vorher schon aufgeschrieben hatte, genauso wie das wahrscheinlich Eltern machen, wenn das Baby kommt. Lauren kann ich nicht erreichen, sie ist für das Wochenende nach Washington gefahren und hat ihr Handy ausgeschaltet. Aber sie hat den letzten Monat mit mir verbracht. Meine früheren Zimmergenossinnen ziehen sich an, wissen nicht, wie sie mir helfen können, sind sehr nervös. Ich beende die Anrufe und gehe unter die Dusche. Es ist besser, ich rasiere mich jetzt an den Stellen, wo es nötig ist, und wasche mir die Haare, bevor es losgeht. Wer weiß, wann ich zum ersten Mal wieder richtig duschen können werde. Profipatienten sorgen vor.

Im Krankenhaus ist es still. Es ist Sonntag sechs Uhr morgens. Laurel bringt mich zum Röntgen – das letzte Bild von meinen Lungen. Ich halte ihren Kaffee, während sie den Rollstuhl schiebt. Sie ist völlig erschöpft. Viel Arbeit war nötig, bevor sie mich anrufen konnte. Ständig sagt man mir: »Bisher läuft alles nach Plan.«

Aus Minuten werden Stunden. Ich lege mich in das Bett der Intensivstation, nehme allen Schmuck ab, ziehe den Kittel an, beantwortet immer wieder dieselben Fragen, inhaliere verschiedene Medikamente … Debra trifft ein, andere Freunde kommen pärchenweise in kurzen Zeitabständen. Der Warteraum für Familienangehörige füllt sich zusehends mit meinen Besuchern.

Sie holen mich um halb zwölf dazu.

Und dann ist sie da. Meine Mama. Erschöpft und vor Freude strahlend zugleich. Papa hat sie vorgeschickt, falls ich schon auf dem Weg zum OP sein sollte. Trotz eines Streiks des Sicherheitspersonals von einer der Airlines haben sie es mit nur zwanzig Minuten Verspätung geschafft.

Ich bin ruhig, aufgeregt, bereit. Aber an einem bestimmten Punkt beginnt mein Körper heftig zu zittern vor Angst. Sie geben mir Lorazepam. An alles Weitere erinnere ich mich in Bildern. Schließlich wurde ich aus der Intensivstation gerollt und alle Freunde, die sich versammelt hatten, standen um das Bett herum, umarmten mich und weinten. Wir hatten auf diese Chance, dem Tod Einhalt zu gebieten, gewartet und schon fast den Glauben daran verloren. Mein Papa beschrieb, wie sie mich in den Aufzug rollten und alle mir letzte gute Wünsche zuriefen. Ich hätte nicht zurückgeschaut, sagt er.

So begann unser neues Leben für meine Eltern, die Katze und mich. Gus sollte den größten Teil des Herbstes von dem freundlichen Portier gefüttert werden. Ich hatte nicht gewusst, dass eine Operation nach all diesen Jahren voller Krankenhausaufenthalte und Krankheit unser Leben vollständig verändern würde.

KAPITEL 4

Nach der Transplantation

Niemand kann wissen, was geschehen wird. Es geschieht jedes Mal zum ersten Mal und zum einzigen Mal.

James Baldwin

Als ich fünf Tage später aufwachte, dachte ich, ich sei in London. Worte irrten durch meinen Kopf: Bettraum für ein Zimmer, und: Johnny für einen Kittel, doch sie ergaben keinen Sinn. Warum waren all die Ärzte aus Boston hier in einem Londoner Krankenhaus?

Die Frage beschäftigte mich den ganzen Mittwoch lang, bis ich schließlich am Abend Debra danach fragte: »Warum bin ich in London operiert worden?«

»London?«, wiederholte sie, dann erklärte sie mir, was los war.

29. Juli 2001

Der Chirurgie-Fellow weckt mich um Viertel nach sechs. Vor zwei Wochen war ich um die Uhrzeit schon wach gewesen. Frisch eingetroffen im Notfallraum wartete ich darauf, zur Intensivstation geschoben zu werden, und verfluchte mein Handy, weil es hier drinnen zwischen den armierten Betondecken nicht funktionierte. Ich hatte eine Zeitung zum Lesen, kam damit aber nicht sonderlich weit.

Ich habe einen Fleck auf meinem Schlafanzug vom Ingwerdressing gestern Abend, und wegen der Temperaturschwankungen in diesem Zimmerchen im achten Stockwerk bin ich in kalten Schweiß gebadet. Und, offen gestanden, Viertel vor sieben ist verdammt früh, ich sollte um diese Uhrzeit *nicht* wach sein. Aber das kratzt mich überhaupt nicht. Überwinde fremde Normen, akzeptiere und genieße die eigenen. Es ist still. Aufgespannte Kraniche schaukeln in der von Menschen gemachten Luft.

Nun hört er meine Lunge ab. Ich atme tief ein. Tief, tief, tief wie dieser Ozean vor der Küste von Jersey, den ich schmerzlich vermisse.

Ich kann an der Seite meiner Mutter rasch den Gang hinunterlaufen. Und ich werde immer schneller. Die Schmerzen in der linken Seite werden in ein paar Tagen aufgehört haben. Diese Seite wurde am Freitag im OP noch einmal genäht. Mehrere Tage in Folge schoss Blut daraus hervor. Jedes Mal, wenn ich an mir herunterblickte, hatte ich einen neuen roten Fleck auf dem Oberteil … wechselte den Schlafanzug. Ich brauche solche Erinnerungsstützen offenbar: Mach langsamer, du hattest gerade eine Doppellungentransplantation. Ich warte und beobachte, und die Zukunft ist immer noch nichts weiter als eine Vorstellung.

23.42 Uhr: Okay, ich will unbedingt eine richtige Coke!!!

30. Juli 2001

Um 5.30 Uhr weckt mich Elwood. Um 8.00 Uhr kommen Doktor Lillehei und Doktor Waltz. Immer noch verschlafen, versuche ich, keine Frage zu vergessen, bevor sie den Raum verlassen. Vielleicht sollte ich ihnen stattdessen einen Fragebogen zum Ausfüllen hinlegen. Gehen wir meine Tagesplanung durch … Den Gastroenterologen wegen des Durchfalls konsultieren, hoffentlich neuen ZVK bekommen. Warum ist da so viel Schleim? Ich muss mit der Klopfmassage weitermachen, dann kommt die Hustenmaschine, außerdem Gehübungen.

Auf der Intensivstation war es mir ungeheuer wichtig, die Toilette zu benutzen und nicht im Bett machen zu müssen. Jetzt darf ich auf die Toilette, aber ich gehe mit umgedrehten weißen Plastikhüten hinein. Der hintere ist für den Durchfall, der vordere fürs Pipi. Und dass du um Gottes willen nicht in der Hektik die beiden aus Versehen miteinander verwechselst. Dann kann man sie nicht mehr kultivieren. Yeah, meine … ist etwas dermaßen Besonderes, dass sie mit der amerikanischen Post zu einem Spezial-Elektronenmikroskop in Toronto geschickt wird. Ich hab mir fast in die Hose gemacht, als der Gastroenterologie-Facharztanwärter aus Long Island mir erklärte, er müsse sich mal mein »Aa« ansehen. Mein was? »Ich brauche eine Kultur von deinem ›Aa‹.« Okay, er ist ein Depp. Es macht schon Spaß, sich hyperkritisch zu mokieren und über das ganze Volk drinnen und draußen abzulästern.

Broteinheiten zählen. Das wird härter als gedacht. Mein Leben lang habe ich einfach gegessen. Ohne mich um Fett oder Kalorien zu scheren. Ich habe mir nie die Inhaltsstoffe auf dem Etikett angesehen oder gezählt, wie oft ich mir einen Nachschlag genehmige. Aber es ist immer noch besser als eine strikte Diät. Mit ein paar Spritzen pro Tag werde ich schon klarkommen.

Papa besucht mich jeden Morgen und hat immer einen Tee aus dem *Au Bon Pain* dabei, den er nie austrinkt. Wenn ich noch schlafe, setzt er sich ins Spielzimmer auf der anderen Seite des Flures und liest die Zeitung. Wir verbringen den Morgen zusammen, so wie wir früher zusammen zur Bushaltestelle Chapin gelaufen sind. Wir lachen und zanken uns, und es ist wunderbar.

1. August 2001

Mrs Bonner und Lauren haben mich im Garten getroffen – der beste Ort zum Mittagessen für alle, die das Krankenhaus auch nur ein bisschen kennen. Wer wollte bei diesem Wetter in der Cafeteria im Souterrain sitzen? Runde Kaffeehaustischchen säumen den Weg, und alle sind in den Stoßzeiten besetzt, aber wir sind heute ein bisschen später dran (halb zwei), es leert sich schon wieder. Wir rücken einen Tisch in den Schatten.

Ich esse mein *prosciutto*-Sandwich von *Zathmary's,* gestern hatte ich Hühnchen Londoner Art. Jawohl, mir steht der Sinn nach Extravagantem. Trinke meine Lieblingscola, zähle trotzdem diese Broteinheiten mit. Reden, reden, lachen, reden. Rülps! Es kam einfach raus. Köpfe drehen sich zu uns um, neugierig, wer der Missetäter war, Getuschel, Gekicher, und wir drei kriegen uns nicht mehr ein vor Lachen. Ich habe gerade eine Lungentransplantation hinter mir, tut mir Leid, musste sein. Dann reißen wir Witze über die Stuhlkulturen und wie meine in Kanada ankommen. Wir konnten kaum noch aufhören, zu lachen.

In der einen Minute tut das Husten sauweh, und es ist unmöglich, irgendetwas abzuhusten. In der nächsten Minute huste ich, und es klingt wie das Brüllen eines gereizten Stiers.

Dieses Husten ist anders. Es ist das, was eine normale Lunge tut, die etwas loswerden will, was nicht in sie hineingehört. Sie ist mit dem Schleim nicht einverstanden. Die rechte Seite fühlt sich so verstopft an, weil die Lunge normal ist. Was für ein Gefühl. Ich sollte eigentlich gar nicht husten. Ich huste nicht. Ich habe nicht das Gefühl, als hätte ich Mukoviszidose in meinen Lungen. Das Atmen verursacht nicht dieselbe Anstrengung. Klar, mein Brustbein wird von einem Draht zusammengehalten, und das macht von Zeit zu Zeit ein bisschen Beschwerden, aber ich brauche keine Sauerstoffgaben mehr.

Abendbrotzeit. Wieder vom Buffet bei *Zathmary's*. Wieder Broteinheiten zusammenrechnen. Die Bonners haben mir ein Buch besorgt, einen Taschen-Broteinheiten-Zähler. Vielleicht ein Schwindel, aber was soll's, immerhin weiß ich jetzt, wie viele Broteinheiten in einer Falafel sind! Denn von denen werde ich diesen Herbst ganz bestimmt viele essen. Vater beschließt, die Herausforderung von Pepsi anzunehmen. Er nummeriert Tassen, füllt dunkle Softdrinks hinein, und Courtney und ich sind die Testpersonen. Wir trinken einen kleinen Schluck aus jeder Tasse und sagen beide sofort, dass die Drei und die Fünf komisch schmecken. Die Zwei ist mein Favorit, die Sechs landet auf Platz zwei. Es stellt sich heraus, dass Pepsi One gewonnen hat, dicht gefolgt von Diet Coke. Normale Pepsi und normale Coke sind weit abgeschlagen. Ich bin zutiefst beschämt, schätze, ich kann mich jetzt nicht mehr über die ewige Diet Coke beklagen.

Das Rifabutin erschwert für mich die Resorption von Neoral. Heute Abend liegt die Dosis bei 750 Milligramm. Angefangen habe ich mit 200 Milligramm, um das Verhältnis klarzustellen. Jetzt schlucke ich neun Pillen, sieben davon sind zweieinhalb Zentimeter lang und sie stinken allesamt wie ein

Skunk. Das hat mich gestern Abend nicht eben fröhlich gestimmt. Es gibt also frustrierende Momente, aber das war wohl nicht anders zu erwarten.

Heute hat EB Geburtstag. Herzlichen Glückwunsch zum Geburtstag, EB. EB ist eine meiner besten Freundinnen aus Kindertagen. Sie heißt eigentlich Elizabeth, aber in der fünften Klasse begann ich damit, sie EB zu rufen, das ist ihr Spitzname innerhalb der Familie.

2. August 2001

Die Sonne kommt heraus. Ich kann sie durch die Jalousien auf der linken Wand sehen. Morgen darf ich vielleicht nach Hause gehen. Irgendjemand fragte mich gestern am Telefon, ob ich deswegen nervös sei. Definitiv nein. Ich bin aufgeregt wie noch nie, aus diesem Gebäude laufen zu können. Gespannt, wie es nun weitergehen wird. Zuversichtlich, dass ich zusehends Kraft schöpfe, dass ich die Inhalationen absetzen kann, dass ich wieder Fahrrad fahren werde.

5. August 2001

Um 6 Uhr morgens aufgewacht. Wie vor drei Wochen, nur dass ich jetzt zu Hause im Bett liege und nirgendwohin hetzen muss. Heute habe ich mich nicht wohl gefühlt. Bin total aufgeschwemmt. Habe in zwei Tagen fünf Pfund zugenommen, geschwollene Hände, schmerzende Gelenke und ein Gesicht, das man nur noch als abstoßend bezeichnen kann. Es schaut aus wie eine Birne. Hoffentlich setzt mich Lillehei morgen wieder auf Lasix, und ich fühle mich weniger aufgedunsen.

Freitagnacht habe ich geschlafen. Richtig geschlafen, wie schon lange nicht mehr – keine piepsenden Maschinen, keine Blutabnahmen mitten in der Nacht. Aber am Morgen fühlte ich mich wieder auf die Intensivstation zurückversetzt. Ich wachte in einer Lache aus Dünnpfiff auf. Zum Glück hatte es sich nicht überallhin verteilt, nahm aber doch reichlich Raum ein. Erniedrigend. Warum bin ich nicht rechtzeitig aufgewacht? Fühle mich ein bisschen wie das Mitteldling aus einem Baby, das völlig unselbstständig ist, und einer alten Frau, die aus Stolz nicht zugeben kann, dass sie nicht mehr allein zurechtkommt. Ich habe mich so sehr danach gesehnt, mich mit meinen neuen Lungen zu bewegen, zu rennen und Fahrrad zu fahren und vor Energie zu sprühen, aber ich merke, dass mein Körper noch viel aufholen muss. Es wird schon, aber ich muss Geduld haben. Nach dieser langen Wartezeit muss ich noch ein bisschen länger durchhalten. Ich bin fast am Ziel. Jetzt muss ich Ruhe bewahren und mich richtig ernähren. Manchmal fällt es mir schwer, daran zu denken.

Tobra-Inhalationen, Pulmozyme-Tabletten, Krankengymnastik zur Mobilisierung der Atemwege, Pillen. All das begleitet mich noch immer, ist sogar häufiger geworden als vor der Operation, aber es macht mir nichts aus. Es ist nicht länger vergeblich. Früher schien eine Inhalation verschwendete Zeit. Es trug nicht zu meiner Besserung bei, ich fühlte mich nicht mal kurzfristig wohler. Jetzt hat alles Sinn. Ich weiß, dass die Tabletten wirken. Ich weiß, dass die Inhalationen dabei helfen, die letzten Verschleimungen aufzulösen. Ich weiß, dass ich diese Medikamente irgendwann absetzen und wieder aktiv werden kann.

11. August 2001

Die letzten Tage waren hart. Mittwoch musste ich von halb neun bis halb vier ins Krankenhaus. Dann sind Papa und ich runter nach Providence gefahren und haben nach meiner Wohnung gesehen, was Spaß gemacht hat, aber auch ermüdend war.

Donnerstag wachte ich auf und mir war speiübel. Durfte nichts essen wegen der Bronchoskopie, mit Hilfe der die Ärzte sich die Lunge von innen ansehen. Man soll es nicht glauben, aber sie haben mir zu viel Neoral gespritzt, der Spiegel war viel zu hoch, und deswegen zitterte ich den ganzen Tag und mir war schlecht. Zofran hat nicht geholfen. Wir kamen in der OP-Vorbereitung gegen Mittag an, ich wurde gegen halb zwei in der Isolierstation in den Aufwachraum geschoben und dann in die OP von sechs Menschen ganz in Blau, die ich um Viertel vor drei noch nicht kannte. Meine Freundin Cynthia kam vorbei und wir konnten ein bisschen schwatzen und kichern, bevor ich hineinging. Auch Doktor Dave ließ sich blicken.

Aber da war ein Gefühl von Wahllosigkeit, das mich die ganze Zeit und auch später begleitete. Laurel war nicht da, Doktor Waltz war nicht da. Ich fing an, jedem zu erklären, was als Nächstes geschehen sollte. Vergesst nicht, die Fäden von der Lungendrainage zu ziehen. Denkt daran, dass der ZVK später wieder entfernt werden muss. Wie viel Neoral soll ich heute Abend nehmen? Ich war die Einzige, die alle Teile kannte, die anderen verstanden sich nur auf das eine oder andere Gebiet.

Zittern. Übelkeit. Hoher Blutdruck. Stundenlang ging das. Ich dachte, ich müsste über Nacht bleiben. Und dann kam ich langsam wieder auf die Füße.

Freitagmorgen. Meine Hände zitterten dermaßen, dass ich mir kaum die Insulinspritze setzen konnte. Irgendwann griff das Zittern auf meinen Arm über. Nachts hatte ich wieder Durchfall. Mein guter alter Freund ist wieder da. Er hat sich einen Tag freigenommen, wie nett von ihm. Wir besorgen Einlagen für die Nacht. Toll. Jetzt trage ich Windeln.

Übelkeit. Wie kommen Krebspatienten damit zurecht? Eine zweistündige Autofahrt. Ich fahre keuchend und speie in das Hafenwasser von New London. Eine stürmische Überfahrt mit der Fähre. Endlich komme ich bei dem Haus auf Fishers Island an, während ich die ganze Zeit auf der Fähre überlegt habe, ob diese Aktion sinnvoll war. Waltz hat mir vorhin am Handy die Erlaubnis gegeben, Neoral abends wegzulassen, aber morgens muss ich wieder 700 Milligramm nehmen.

Ich schlafe gut im Prinzessinnenzimmer. Courtney und ich haben es immer Erdbeerzimmer genannt, obwohl auf der Tapete ganz klar kleine Tulpen zu sehen sind und größere, passende auf den Vorhängen und dem Schaukelstuhlbezug. Ich habe einen Balkon. Die Luft ist Meerluft, man schmeckt das Salz. Seit halb sechs wälze ich mich im Bett, habe Schmerzen. Stehe um halb acht auf. Klammere mich an das neue Kissen, schneide Grimassen, hoffe, dass es aufhört. Und dann, im Badezimmer, sehe ich mein Gesicht. Jetzt habe ich sie doch noch bekommen, diese Backen, vor denen ich mich seit Monaten fürchte, Pausbacken, die mich wieder wie einen Säugling aussehen lassen, nur nicht annähernd so süß – ich hatte strohblondes Haar und blaue Kulleraugen. Heute sitzt ein brauner zotteliger Teppich obenauf und darunter hängt eine Birne. Und dann diese permanente Übelkeit. Ich wusste, dass es nicht mehr so leicht sein würde wie früher. Die Sache musste einen Haken haben. Es ist nicht so schlimm. Ich habe nicht mal den Mut verloren. Es gibt einfach nur die Momente, in denen ich in den Spiegel schaue, mich sehe und mir Tränen in die Augen steigen. Ich hoffe, andere stören sich nicht an Äußerlichkeiten. Wichtiger noch, ich hoffe, ich kann sie weiterhin übersehen.

Betreff: Update
Datum: Dienstag, 21. August 2001, 22:25:33 -0400
Von: Laura
Also, hier sind sehr verspätet die Neuigkeiten.
Ich und meine neuen Lungen sind derzeit in meiner Wohnung in Brookline. Die letzten Wochen waren ein heftiges Auf und Ab.

1. Mir war unglaublich übel wegen Neoral, eher bekannt als Cyclosporin, einem der Medikamente, die die Immunabwehr unterdrücken sollen. Auf Grund von Wechselwirkungen mit anderen Medikamenten musste ich pro Tag 14 Kapseln einnehmen, alle gut zweieinhalb Zentimeter lang, und sie stinken wie ein Skunk. Nein, ich übertreibe nicht! Mir war schrecklich übel, und die meiste Zeit war ich sehr wackelig auf den Beinen. Gestern haben sie endlich beschlossen, Neoral durch FK506 zu ersetzen, und ich fühle mich schon besser. Das war die gute Nachricht des Tages!

2. Meine Lungenfunktion, die zwischendurch den erstaunlichen Wert von 95 Prozent erreicht hatte, sinkt kontinuierlich. Derzeit liegt sie bei 78 Prozent. Irgendetwas stimmt offenbar mit dem rechten Lungenflügel nicht, und sie finden nicht heraus, worum es sich genau handelt. Haufenweise Vermutungen und Fachausdrücke, aber nichts Konkretes. Vor zwei Wochen wurde eine Lungenbiopsie gemacht, die keinerlei Abstoßungsreaktion zeigte, also nehmen sie an, dass es nicht daran liegt. Deswegen muss ich mich einer erneuten Lungenspiegelung unterziehen, die Bronchoskopie soll am Donnerstag, den 24. August, stattfinden. Dann wollen sie am Freitagmorgen noch eine so genannte Nadelbiopsie durchführen. Ich muss auf jeden Fall Donnerstagnacht im Krankenhaus bleiben, vielleicht auch das ganze Wochenende, das ist noch nicht klar. Es wird jedenfalls kein lustiges Ende der Woche, aber ich würde mich gern allmählich ein bisschen besser fühlen.
3. Was meine Aktivitäten betrifft, so war ich das letzte Wochenende zu Hause und habe eine ganze Reihe von Freunden und Familienangehörigen getroffen, obwohl ich natürlich viele

auch nicht getroffen habe, weil ich nur ein paar Tage dort war. Ich bin auf den Beinen und tu mein Bestes, um wieder in Form zu kommen, aber das wird Zeit in Anspruch nehmen, insbesondere weil ich wegen des Kaliummangels immer wieder Krämpfe in den Beinen habe – ächz.

4. Ich habe die Hoffnung noch nicht aufgegeben, am 1. September wieder in Brown zu sein. Bis dahin könnt ihr mich am besten per E-Mail oder über die Telefonnummer hier in Brookline erreichen, bitte meldet euch. Ich habe diese fantastischen neuen Lungen, und ich will sie so viel wie möglich benutzen! (… äh, genau, ich rede gern viel.)

Laura

Betreff: Update-E-Mail
Datum: Samstag, 25. August 2001 08:50:39 -0400
Von: Laura

So, jetzt ist alles überstanden. Donnerstagmorgen waren Lungenspiegelung und Port-Implantation dran, dann gestern Morgen die Nadelbiopsie: Kein Pneumothorax (Lungenkollaps)! Die Biopsieergebnisse zeigen eine akute Bronchitis in der rechten Lunge. Sie haben nur einen Lungenflügel untersucht, und der linke sieht gut aus, also ist vielleicht wirklich nur der rechte betroffen. Ich bekomme wieder Antibiotika-Infusionen. Mindestens bis zum Montag muss ich hier bleiben, aber die Ergebnisse aus den anderen Tests könnten Dinge ergeben, wegen denen ich noch länger bleiben müsste, wir werden sehen. Ich habe mich ziemlich elend gefühlt, insofern habe ich mir schon gedacht, dass sie etwas finden würden. Doktor Waltz zufolge können sie nur etwas finden, wenn sie es so machen, wie sie es gemacht haben. – Und ein Infekt, der sich behandeln lässt, ist viel besser als eine Abstoßungsreaktion!

In Bezug auf meinen Gesundheitszustand bin ich nicht böse, aber im Umgang mit dem Krankenhaus verliere ich so langsam die Geduld. Wenigstens stand ich am Donnerstag kurz davor. Vieles hier ist dermaßen bürokratisch geregelt, so viele Personen sind mit meinem Fall befasst, viel mehr, als wenn ich ambulant behandelt werde, es wird allmählich ärgerlich … und macht mir Stress. Ich habe immer das Gefühl, kontrollieren zu müssen, was die anderen tun, weil sie vielleicht nicht an diese oder jene Wechselwirkung denken. Und das sage ich nur, weil es eben schon passiert ist.

Ich versuche immer noch, bis Ende der Woche ins College zurückzukehren. Die Infusionen kann ich zu Hause machen, so unrealistisch ist es also nicht. Versuche, mit dem Strom zu schwimmen. Handy ist das beste Mittel, um mich zu erreichen, oder E-Mail …

L.

26. August 2001

Früher konnte ich husten, wie das Atmen hätte sein sollen – es gelang meinem Körper mühelos. Heute ist es unangenehm. Eben eine Schleimschnecke abgehustet. Konsistenz, Farbe, alles erinnert mich an die Schnecken, die ich im Alter von zehn Jahren über Mollys Fußweg in Palisades kriechen sah. Vitalfunktionen um halb sieben. Ich kann nicht mehr einschlafen.

Sechs Wochen. Klingt nicht so lang, kommt mir aber wie Jahre vor. Kenny ist auf der Intensivstation und hängt am Sauerstoffgerät. Er wurde gestern dahin verlegt, und jetzt ist es beängstigend still auf dem Gang, seit er nicht mehr fortwährend dort hustet. Er hat im Februar eine Leber transplantiert bekommen und stirbt jetzt sechs Monate später. Er ist erst 15. Ich fühle mich schuldig deshalb, auch wenn das Unsinn ist. Zu den schwierigsten Dingen im Umgang mit der Transplantation gehört, dass ich das Gefühl habe, ich müsste jede Sekunde dankbar sein dafür. Als hätte ich die Lungen sonst nicht verdient. Ich muss wohl erst noch lernen, mich auch über Dinge aufregen zu dürfen, die nach der Transplantation geschehen.

Ich mag nicht mehr in umgedrehte Hüte pinkeln. Ich mag nicht mehr im Krankenhaus liegen und immerzu beobachten, was und wie viel in mich hineinläuft. Ich habe schon etliche Fehler entdeckt wie etwa Glukose in Infusionsmedikamenten. In letzter Zeit macht mir weniger meine Gesundheit Sorgen als die Bürokratie im Krankenhaus.

Ich frage mich, was passiert, wenn meine derzeitigen Beschwerden durch *Burkholderia cepacia* – das sind Bakterien, die für uns Mukos sehr gefährlich sind – ausgelöst werden, was dann? Vermutlich werde ich das in ein paar Tagen wissen. Wie immer es ausgeht, mindestens die ersten Wochen, wenn nicht sogar Monate, werden mich im College Transfusionen begleiten. Es könnte auch noch schlimmer kommen, ich könnte im Krankenhaus bleiben müssen.

28. August 2001, 0.20 Uhr

Dunkel, still, starre an die Decke, taste meine langsam wuchernde Narbe ab. Darf den Ventilator nicht einschalten, weil nicht biomedizinisch abgenommen. Klar, das Krankenhaus wird bis auf die Grundmauern niederbrennen, weil der Ventilator nur zwei Flügel hat. Eine andere Regel gilt. Es ist ermüdend. Mein linkes Auge zuckt die ganze Zeit und meine Pupille zieht sich nicht zusammen, aber das scheint niemanden außer mir zu stören.

Diese ganzen Überlegungen, ob ich nach Brown zurückkann oder nicht. Ich frage mich, was ich sonst tun sollte. Ich bin es leid, ständig um Erlaubnis zu fragen. Kann ich in den Garten gehen? Kann ich Benadryl intravenös nehmen und heute Nacht durchschlafen? Nein, natürlich nicht. Warum sollte man sie schlafen lassen? Es ist wichtiger, das Zeug oral zu verabreichen, als ihr acht Stunden Ruhe zu gönnen. Und nun ja, wir finden einfach kein anderes Antibiotikum, auf das wir sie setzen könnten. Die scheißen drauf, wenn Zosyn Durchfall verursacht. Und das Zittern, gut, sie muss entweder Neoral oder Prograf nehmen, und wir wissen, dass ihr Prograf lieber ist.

Betreff: großer Rückschlag
Datum: Sonntag, 2. September 2001 14:59:33 -0400
Von: Laura

Das wird eine ziemlich unpersönliche E-Mail – wofür ich mich entschuldige.

Am Dienstag fuhr ich zur Brown University, um mich einzuschreiben und musste für diesen Tag das Krankenhaus verlassen. Aber in der Nacht bekam ich Unterleibsschmerzen. Es wurde schlimmer und schlimmer und mir wurde schlecht. Am nächsten Morgen hatte ich praktisch seit fünf Stunden ununterbrochen gekotzt. Ich wurde geröntgt und mit dem Computertomografen durchgecheckt und bekam eine Sonde durch die Nase gesteckt. Mittwochabend kam ich in den OP, um den Verschluss im Dünndarm zu beheben – es dauerte Stunden.

Seit der Operation hatte ich heftige Schmerzen und mir war praktisch die ganze Zeit übel. Ich habe nicht viel am Telefon geredet, weil es mir so schlecht ging. Ich werde künstlich ernährt, und

sie geben mir Intralipid, um mich aufzupäppeln, und ich muss so viele Dinge intravenös bekommen, dass ich einen ZVK und einen Port habe. Ich kann inzwischen ein wenig in den Fluren auf und ab gehen, aber es ist sehr anstrengend. Solange ich »Winde fahren lasse«, darf ich weder essen noch trinken. Im Prinzip war es einfach Pech. Unterleibsoperationen, wie ich sie in der zehnten Klasse hatte, sind die Hölle. Einfach Pech.
Es besteht Hoffnung, dass sich die Genesung beschleunigt, sobald die Peristaltik wieder einsetzt. Meinem Gefühl nach dauert das Ganze hier Jahre, obwohl es nur vier Tage sind. Tatsache ist, dass es um vieles schlimmer war als die Transplantation, ein massiver Rückschlag, wenn man so will. Aber ich versuche, versuche, versuche immer noch, auf die Beine zu kommen.

Alles Liebe,
Laura

9. September 2001

Manchmal willst du nur noch, dass es aufhört. Du willst nur noch Gott bitten oder wer immer da oben sitzt, dir eine Pause zu gönnen. Und ich glaube nicht, dass ich das getan habe. Ich glaube nicht, dass ich mich in der ganzen Zeit einmal richtig ernsthaft beschwert hätte, während der ganzen Tortur. Ich habe vielleicht gesagt, dass ich Schmerzen habe, oder gebettelt, dass die Übelkeit endlich aufhört, ich habe geheult … aber ich habe es durchgestanden. Und ich werde es weiterhin durchstehen, weil ich keine andere Wahl habe.

Heute habe ich mich zum ersten Mal seit langem wie ich selbst gefühlt, als sei ich von einer Unterwasserexpedition aufgetaucht oder aus der Benommenheit infolge einer Narkose nach einer OP aufgewacht. Der FK506-Spiegel in meinem Körper ist nicht mehr auf toxischem Niveau, meine Nierenfunktion ist zwar noch nicht gut, aber besser als gestern. Dann die Krämpfe heute Nachmittag, ich habe eine nette bakterielle Darminfektion. Gut, ich kann damit umgehen. Ich kann weitermachen. Schluck ich eben ein paar Pillen mehr. Schließlich haben sie wegen der Nierenunterfunktion ohnehin die meisten anderen Medikamente abgesetzt.

Aber um die Nieren zu spülen, muss ich zwei Liter Flüssigkeit trinken und darf kein Lasix nehmen. Mein Gesicht ist aufgedunsen, meine Augenlider sind geschwollen, die Finger wieder dick, und im Brustkorb hat sich ebenfalls wieder Flüssigkeit angesammelt. Mein Brustbein schmerzt, wenn ich huste. Eigentlich huste ich nicht, es klingt mehr wie ein jaulender Kater. Wie pathetisch.

Bin um halb zwölf eingeschlafen. Bob musste mir die Amphotericin-Inhalation geben, so rasch dämmerte ich weg. Plötzlich schnappte ich nach Luft, Schmerzen, das Gefühl, keine Luft mehr zu bekommen. Ich kann nicht mehr. Es reicht, es reicht einfach. Ist das der Preis, den ich für meine neuen Lungen bezahlen muss? Ist das der Preis, dass ich so lange leiden muss, bis ich meinen Lebenswillen bewiesen habe? Ist es das? Weil, wenn das der Fall sein sollte, wessen Geist auch immer diese Welt verließ, ich will leben, ich will, ich will unbedingt leben. Dank dir, danke. Ich kann es niemals wieder gutmachen, ich kann mich nicht bei dir revanchieren. Und aus diesem Grunde darf ich mich schätzungsweise nicht beklagen. Ich verdiene es nicht. Ich bin glücklich, diese Lungen zu haben. Aber es ist der 8. September, 1 Uhr morgens, und ich befinde mich immer noch auf dem verdammten Territorium der Boston Red Sox. Ich weiß, dass Genesung keine Terminvorgaben akzeptiert, aber wird es je passieren, dass jeder Teil meines Körpers für sich allein richtig funktioniert und alle Körperteile zusammen im Einklang arbeiten?

Betreff: kein Auschecken
Datum: Dienstag, 11. September 2001 20:46:30 –0400
Von: Laura

Wieder eine heftige E-Mail.

Was für ein Tag war das, vermutlich für alle. Ich habe es während der Klopfmassage seinen Lauf nehmen sehen, ungläubig, als die Zwillingstürme des World Trade Centers einer nach dem anderen einstürzten. Ich hoffe, alle Freunde samt deren Familienangehörigen sind in Sicherheit.

Ich wollte euch nur sagen, dass ich ein paar Tage länger im Krankenhaus bleiben werde. Ich hatte bereits alles gepackt, um nach Hause zu fahren, und war sogar schon beim Auto, als ein Assistenzarzt mir nachgelaufen kam und mir sagte, es gäbe ein Problem mit den letzten Biopsieergebnissen. Es liegt nun doch eine Abstoßungsreaktion vor, Stadium 2 nennen sie es, zum Glück behandelbar. Leider jedoch nur mit sehr hohen Dosen von intravenös verabreichtem Kortison behandelbar, und mir wird es in den nächsten Tagen wohl nicht sehr gut gehen. Wahrscheinlich ziemlich übel gelaunt, wir werden sehen.

Wieder einmal heißt es, die Hoffnung nicht aufzugeben, und es tut mir Leid, dass ich an diesem Tag auch noch mit nicht eben erfreulichen Nachrichten aufwarte, aber es ist einfach ein neuer Rückschlag.

Alles Liebe von
Laura

Betreff: Ratet, wo ich bin?!
Datum: Dienstag, 18. September 2001 08:59:47 -0400
Von: Laura
Also … Ich bin endlich wieder in Brown. Genau genommen bin ich seit Sonntag hier, ich habe das Krankenhaus nach 22 Tagen verlassen, es hat länger gedauert als die Transplantation! Die letzten Tage mit hoch dosiertem Kortison waren nicht so schlimm wie befürchtet, auch wenn mein Gesicht ziemlich breit ist. Heute Abend fahre ich nach Boston und

bleibe bis Freitag, weil am Donnerstag noch eine Lungenspiegelung gemacht wird. Aber dann fahre ich zurück nach Providence. Es tut gut, wieder hier zu sein. Natürlich werde ich mich daran gewöhnen, aber es fühlt sich wunderbar an.

Ich entschuldige mich, dass ich nicht jede E-Mail einzeln beantworte, aber jede und jeder von euch hat mir enorm geholfen. Ich habe im Krankenhaus nach der Operation nicht sehr viel geredet und während der Kortisontherapie musste ich mehr denn je an mich halten, um nicht durchzudrehen.

Hoffentlich geht es euch allen gut trotz der Veränderungen, die um uns herum offenbar vorgehen.

Alles Liebe,
Laura

Betreff: Es reißt nicht ab
Datum: Donnerstag, 4. Oktober 2001 07:47:10 -0400
Von: Laura

Schlechte Neuigkeiten.

Meine Lungenfunktion wird nicht besser. Die Ärzte nehmen an, dass weiterhin eine Abstoßungsreaktion die Ursache ist. In ein paar Stunden bekomme ich noch eine »Broncho« gemacht, und dann werde ich wieder tagelang in dem Krankenhaus in Boston sein und extrem hoch dosierte Infusionen bekommen, die zweite Runde Kortison. Wenn es nicht besser wird, muss eine dritte Runde her und danach versuchen sie es mit noch etwas Stärkerem. Ich pendele seit Wochen zwischen Providence und Boston. Ich bin glücklich, wieder am College zu sein, und hatte doch eine sehr schwere Zeit. Es geht mir einfach nicht so gut, wie ich mir das wünschen würde, und ich weiß nicht, ob es besser wird oder … ich will nicht auf die Tränendrüse drücken, aber darüber habe ich in den letzten Tagen sehr viel nachgedacht. Hoffentlich schicke ich das nächste Mal eine fröhlichere E-Mail. Haltet bitte den Kontakt.

Ab unter die Dusche!
Laura

Das Wochenende vor dem Columbus Day

East 66th. Mama backt Nanas Feiertagskuchen, eine Torte mit roten Concordtrauben. Das übrige Fruchtfleisch steht in einem Glaskrug im Kühlschrank. Die Torte ist mit Gelee in der Mitte und hat eine Butterkruste. Uralte Bilder und ungelesene Bücher, stapelweise unsortiertes Zeug aus Boston, und Ellie, mit der ich nicht mehr auf meinem Haufen Plüschtiere schlafen darf. Exzessive Selbstversicherung, warmes Pink, Schubladen voller Klamotten und immer wieder Ausrufe: »Ich habe mich die ganze Zeit gefragt, wo das abgeblieben ist!« Fahre mit einer Tasche mehr nach New York zurück. Ein Mann fährt auf einem Einrad an mir vorbei. Ein anderer hat eine große tapsige Dogge an der Leine.

Betreff: Hallo von Zuhause
Datum: Sonntag, 7. Oktober 2001 09:50:36 -0400
Von: Laura
An: Eine Freundin

Hey,

das hoch dosierte Kortison wurde gestern Morgen abgesetzt, und ich und Papa sind mit dem US-Air-Shuttle nach New York geflohen. Es ist soooooooooo schön, zu Hause zu sein! Ich kann dir gar nicht sagen, wie … Gestern habe ich eine Freundin getroffen und einen Schaufensterbummel gemacht, und natürlich musste ich bei *Bloomies* vorbeischauen, ein wahres Tollhaus! Heute werde ich im *Shun Lee Café* Dim Sum essen – jamjam, lecker! Ich werde wohl bis Donnerstag bleiben, dann fliege ich zurück nach Boston, Freitag wollen sie eine »Broncho« machen. Ich muss mir die Augenbrauen am Donnerstag zupfen lassen … es wird langsam peinlich! Mir geht es besser, auch wenn ich noch nicht restlos davon

überzeugt bin, dass die zweite Kortison-Runde viel geholfen haben soll.
Wie läuft's bei dir da oben? In Boston ist es bestimmt kalt, weil hier ist es verdammt eisig. Zum Glück habe ich einige Pullover in New York gelassen, so muss ich nicht frieren.

Alles Liebe,
L.

15. Oktober 2001

Es fällt den Leuten so leicht, den Hörer einzuhängen. Ich kann das nicht. Sie hören sich die Geschichte an, drücken ihr Mitgefühl aus, bieten ihre Hilfe an, und dann höre ich eine Woche lang nichts mehr von ihnen. All diese Namen und Gesichter, und dann bin ich ganz auf mich zurückgeworfen. Wieder und wieder denke ich darüber nach und kann nicht genau sagen, warum es mir so viel ausmacht.

Es ist drei Monate her. Und ich höre mich selbst sagen, dass das verdammt lange her ist. Aber im Gesamtzusammenhang eines Lebens ist es das nicht. Nur in diesen drei Monaten ist so viel mit meinem Körper geschehen, ich weiß nicht, ob ich ihn überhaupt noch kenne. Es gab einen Körper vor der Transplantation und einen danach. Und ich glaube nicht, dass man so etwas durchmachen kann, ohne dass es einen auch geistig verändert. Wer bin ich jetzt?

Doch der Meilenstein ist nicht das, was ich mir davon erhofft habe. Ich bin immer noch jede Woche im Krankenhaus, bekomme Lungenspiegelungen, werde auf die Abstoßungstherapie vorbereitet. Ich steige eine Treppe hoch und mir bleibt die Luft weg. Als ich heute weinen musste, begann ich wie früher zu husten – bellend, auch wenn ich nicht mehr den Nerv habe, meinen Lungen nachzuspüren.

Und keiner hat daran gedacht. Nicht einmal Mama. Es ist nicht ihre Schuld, sie haben alle so viel zu tun. Ich muss stark genug sein, um mein eigenes Glück zu finden, aber das bin ich nicht. Ich bin es nicht. Ich bin mir im Moment sehr sicher, dass ich keine Zukunft habe, dass ich von Glück sagen kann, wenn ich die nächsten fünf Jahre überlebe. Vielleicht reagiere ich zu heftig. Und ich fühle mich einsam, fühle mich allein gelassen, als hätte ich kaum Freunde, auf die ich mich verlassen könnte, und das lässt mich hier an diesem Montagabend heulen und ich frage mich, was ich tun könnte. Ich muss die intravenöse Heimtherapie durchführen. Muss Amphotericin inhalieren, die Vitalfunktionen checken. Meine allabendliche Routine. Tief in mir will ich einfach nur jemanden auf Verdacht anrufen, um mich auf die Probe zu stellen. Ich sollte deswegen besser nicht aufbleiben.

Betreff: Update
Datum: Freitag, 19. Oktober 2001 11:22:03 -0400
Von: Laura

Hier sind also die Neuigkeiten.

Mittwoch eröffneten mir die Ärzte, dass wahrscheinlich eine chronische Abstoßungsreaktion vorliegt. Nicht genau das, was wir gehofft hatten. Sie schränken ein, es sei noch zu früh und vielleicht würde sich die Lungenfunktion wieder verbessern. Ich bin gestern ins Krankenhaus (in Boston) gekommen und habe mit einer ATG-Therapie begonnen (ATG steht für Antithymocytenglobulin). Das Medikament muss täglich genommen werden, die Infusion dauert vier bis sechs Stunden. Sie soll alle T-Zellen umbringen, und wenn dann neue T-Zellen nachwachsen, sollen die nicht mehr merken, dass die Lungen nicht mir gehören. Die erste Ampulle gestern war nicht lustig. Ich bekam Schüttelfrost, Schmerzen in den Beinen, fürchterliche Kopfschmerzen und dann den ganzen Rücken hinauf und hinunter Schmerzen – obwohl ich vorbeugend ein Schmerzmittel und ein Antihistaminikum geschluckt habe.

Am Ende haben sie die Ampulle nicht vollständig durchlaufen lassen, weil sie sagten, dass es mir nicht so schlecht gehen sollte und dass sie eine besser wirksame Vorabbehandlung ausprobieren wollten. Es war die Hölle. Ich mag gar nicht darüber nachdenken, dass ich das zwei Wochen lang aushalten muss, wenn das so bleibt, aber sie haben mir versichert, es würde nicht mehr so schlimm sein wie heute. Und wenn es funktioniert, wenn es die Abstoßung verhindert, ist es die Sache wert.

Jetzt kommt die weniger positive Seite an der ganzen Geschichte. Wenn die Lungenfunktion nicht besser wird, stehen wir wieder am Anfang. Eine chronische Abstoßung lässt sich nicht heilen und bedeutet permanente Behandlung und Krankenhausaufenthalte, um sie so lange wie möglich hinauszuzögern. Es kann schnell gehen oder auch langsam. Ich bin zuversichtlich, dass diese Therapie funktioniert, aber ich bin mir schon auch darüber im Klaren, dass sie nicht anschlagen muss. Ich liebe euch alle sehr und hoffe, dass es euch gut geht. Ihr könnt mich über E-Mail oder Handy erreichen.

Laura

22. Oktober 2001

Hier sitze ich und stricke die vierte Mütze. Ich arbeite auch an Wills verdammtem Schal, der offenbar nie fertig werden will. Ich arbeite inzwischen bestimmt über ein Jahr daran. Es ist halb sechs im Krankenhaus, die Tage werden kürzer, und es wird früher still auf den Fluren. Mein kuscheliges Lampenlicht scheint, und meine Finger arbeiten fleißig mit diesen kleinen Nadeln. Diese Mütze ist aus dünner Wolle und wird länger dauern.

Die ATG-Infusion läuft. Der Nacken tut weh, der Kopf schmerzt und ist heiß. Zittrig bin ich auch, keine Ahnung wieso, aber kein Tremor.

Die Dosis Donnerstagabend war die Hölle. Ich konnte fühlen, wie das Medikament in mir arbeitete, mein Körper kämpfte mit den Antikörpern, die Antikörper töteten die T-Zellen. Jeder Teil von mir war an dem Kampf beteiligt. Die Leute reden so oft davon, dass man gegen eine Krankheit kämpft, und es ist lediglich eine Metapher, aber ich fühlte mich wirklich, als würde ich angegriffen. Und ich sagte mir die ganze Zeit, dass es gemacht wird, damit es mir besser geht. Sich besser fühlen. Aber ich sagte mir auch die ganze Zeit, dass ich das nicht zwei Wochen lang durchhalte.

»Mami, ich halte das nicht zwei Wochen lang durch.«

Und sie wusste es und ich wusste es und Gott sei Dank gibt es Solumedrol, das die Reaktionen dämpft. Jetzt bin ich Ballaballa und abends kriege ich Augen wie ein Basset, weil ich partout bis um elf wach bleiben will. Ich weiß nicht warum, aber irgendwas sagt mir, das sei eine angemessene Uhrzeit für eine 20-Jährige zum Schlafengehen. Klar, für die meisten ist das ziemlich früh, aber es kommt mir wenigstens spät genug vor. Die Ungewissheit füllt Raum 822 aus und ich warte darauf, mein Schicksal herauszufinden, genau, wie ich vor über drei Monaten auf eine Lunge gewartet habe. Es ist still. So still.

25. Oktober 2001

Heute haben meine Eltern den 26. Hochzeitstag. Was bedeutet eine Lungenspiegelung an diesem Tag? Dass ein schlechtes Jahr bevorsteht? Oder dass ein schlechtes Jahr hinter uns liegt? Es war kein bisschen lustig heute. Doktor Jones hat meinen Nasennebenhöhlen gespült und ich hatte unglaubliche Schmerzen, als ich aufwachte. Ich nahm das Morphium dankbar an und bezahlte es später mit Juckreiz und Übelkeit. Ich döste den ganzen Nachmittag über und schreckte zwischendurch immer mal wieder hoch. Mein Vater hat sich erkältet und darf mich nicht besuchen, und jetzt ist es eine Stunde vor Mitternacht und ich kratze mich immer noch. Meine Kehle war stundenlang wund. Ich hätte so gern Mott's Apple Sauce gegessen.

Shawna und Kelly saßen eine Zeit lang draußen auf den Stühlen. Shawna hängt am Sauerstoff und Kelly pfeift mit jedem Atemzug. Ich finde die beiden so niedlich. Sie sind vier Jahre jünger, aber richtig süß. Ich bin zwar die Jüngste mit einer transplantierten Lunge, aber ich merke, dass sie zu mir aufschauen. Und es hilft mir auch, mich mit ihnen zu unterhalten. Wir erzählen uns Geschichten und lästern über die Ärzte.

Doktor Waltz findet meinen Fortschritt ermutigend. Schön, dass wenigstens einer zufrieden ist. Sehe ich die Dinge allzu schwarz? Ich will nur nicht wieder enttäuscht werden. Der Lungenfunktionstest hat etwas bessere Werte ergeben, und alle freuen sich wie wild darüber. Aber ich will über den Berg sein und nicht nur über einen kleinen Hügel. Sobald es sich als dauerhaft herausstellt, werde ich mich freuen. Und es ist ganz toll, dass ich nächste Woche keine Lungenspiegelung bekomme, dass ich das Krankenhaus für mindestens zwei Wochen verlassen kann. Obwohl, selbst das, wenn ich anfange, darüber nachzudenken, oh bitte, bitte. Relativ gesehen wird es etwas besser. Wir konnten schon das eine oder andere Problem von der Liste streichen, aber alle zwei Wochen eine Narkose zu bekommen, das ist nicht in Ordnung. Ein neues Knötchen im linken Lungenflügel beunruhigt mich, auch wenn Doktor Waltz sagt, es wäre nichts. Ich komme immer noch außer Puste, wenn ich herumlaufe – was ist los? Ab und zu habe ich einen guten Tag, aber wenn ich alles in allem an die Zukunft denke, sieht es düster aus. Also konzentrieren wir uns auf die kleinen Siege.

Betreff: ausführlicher Bericht
Datum: Sonntag, der 28. Oktober 2001, 17:43:12 -0500
Von: Laura

Also bringe ich euch mal wieder auf den neuesten Stand. Ich habe ein paar Tage geschwiegen, aber das hat seinen Grund. Donnerstag hatte ich die Lungenspiegelung. Die gute Nachricht ist, dass es in der Lunge »besser aussieht«, was bedeutet, dass dort nicht so viel Narbengewebe entsteht. Die Infektion des rechten Lungenflügels ist nicht mehr so schlimm. Ich kann nun endlich die Vancomycin-Infusion absetzen (nach mindestens sechs Wochen oder so) und wahrscheinlich ist nur noch alle zwei Wochen eine »Broncho« fällig, wenn nicht sogar noch seltener. Von der Perspektive her ist das richtig aufregend.

Um mir einen Gefallen zu tun, hat mein hiesiger HNO-Doc, Doktor Jones, meine Nebenhöhlen gespült, während ich in der Narkose lag (das erspart mir eine Reise zu seinem Sprechzimmer, was seit der Transplantation immer noch nicht geschehen ist). Trotzdem bin ich unter unglaublichen Schmerzen am Donnerstagnachmittag aufgewacht. Aus unerfindlichen Gründen habe ich wieder Morphium gegen die Schmerzen angenommen und deswegen juckt es mich den ganzen Tag lang und mir war übel. Nicht besonders lustig. Donnerstagabend war ich dann endlich wieder einigermaßen bei mir, aber da fing mein Bauch an, wehzutun … Kommt euch das irgendwie bekannt vor?

Bis Freitagnachmittag steigerten sich die Schmerzen im Unterleib und ich musste mehrere Liter von einer Salzlösung schlucken, was mir endlich Erleichterung verschaffen sollte. Golytly, gesprochen wie *»go lightly«*, also *leicht gehen*, heißt sie und schmeckt widerlich. Aber wer den Schaden hat, braucht für den Spott nicht zu sorgen: Das Schlucken geht alles andere als leicht … Aber weder die Salzlösung noch die Witzchen funktionierten, der Druck in den Därmen wuchs und wuchs. Bis Freitagabend hatte ich dann drei missglückte Einläufe hinter mir, und die Übelkeit war unerträglich. Später in der Nacht begann ich, Galle zu spucken, und schlafen konnte ich praktisch überhaupt nicht. Der OP wurde alarmiert und jede Menge Röntgenbilder von den Nieren, der Blase und der Harnröhre aufgenommen (sie benutzten irgendwelche Abkürzungen, deren Buchstaben ich nicht richtig zuordnen kann). Um drei Uhr nachts wurde ein Ultraschall vom Unterleib gemacht von einem ganz entzückenden Bürschchen in einem braunen T-Shirt, den ich nur als Metzger beschimpfte und dem es offenbar völlig schnuppe war, wenn man mitten in der Nacht rasende Schmerzen hat. Die Untersuchung ergab, dass mein Dickdarm »voll« und mein Dünndarm ebenfalls an mehreren Stellen verstopft war. Immerhin war es nicht ganz so schlimm wie beim letzten Mal.

Bereits am Freitagmorgen hatten sie einen so genannten gastrografischen Einlauf gemacht, an den ich mich kaum erinnere, außer dass es dadurch gelang, meinen Dickdarm zu reinigen. Und schließlich kamen meine Därme dank Mucomist (das mir Freitagabend per Magensonde durch die Nase verabreicht wurde) so in Wallung, dass das ganze Krankenhaus etwas davon hatte, und zwar heute am Sonntagnachmittag gegen vier Uhr. Der Schlauch in der Nase wurde heute Morgen entfernt. Ich schlucke immer noch jede Stunde Mucomist und habe davon schreckliche Leibschmerzen, aber im Vergleich zu gestern bin ich wie neugeboren. Es hat nicht viel gefehlt, und ich hätte wieder operiert werden müssen. Irgendjemand oder etwas scheint mich beschützt und da herausgeholt zu haben. Um die Wahrheit zu sagen, ich weiß nicht, wie ich die letzten Tage durchgestanden habe, es war einfach die Hölle. Wieder einmal. Aber das sieht man mir heute nicht mehr an!

Und was die Abstoßungsreaktion betrifft, die ist über all den anderen Problemen in den Hintergrund getreten. Einschließlich heute habe ich jeden Tag eine ATG-Infusion bekommen und ganz gut vertragen. Meine T-Zellen sind zerstört und ich habe genug weiße Blutkörperchen. Sie wollen, dass ich wenn möglich noch volle 14 Tagen hier bleibe.

Leider haben sie bei der Computertomografie irgendeine Art von Knötchen gefunden, drei Knötchen, um genau zu sein, das größte befindet sich am unteren Rand des linken Lungenflügels und ist so groß wie eine Murmel. Sie wissen nicht, was das ist. Am Dienstagnachmittag um zwei Uhr werden sie wieder eine Nadelbiopsie unter dem Computertomografen machen. Immerhin muss ich nicht im Krankenhaus bleiben, bis das Ergebnis vorliegt. Ich denke und hoffe wirklich inständig, dass ich Mittwoch oder Donnerstag entlassen werde, aber natürlich kann von nun auf gleich etwas passieren.

Ich entschuldige mich für die Verwirrung mit den Räumen, ich bin mehrfach umgezogen und liege jetzt in Zimmer 818, oder ihr erreicht mich per Handy, natürlich.

Alles Liebe,
Laura

Betreff: Was soll man sagen …
Datum: Dienstag, 30. Oktober 2001 23:05:58 -0500
Von: Laura

Gute Neuigkeiten!

Meine Probleme mit der Verdauung werden besser. Ich darf noch immer nur flüssige Nahrung zu mir nehmen, und ich schlucke noch immer viermal täglich dieses scheußliche Mucomist. Endlich, endlich hatte ich einmal das Gefühl, ich selbst zu sein, als ich zur Nadelbiopsie gegangen bin …

Das Knötchen sitzt am unteren Rand des linken Lungenflügels, und es war für die Ärzte sehr schwer bis unmöglich, es zu treffen, weil es sich jedes Mal bewegt, wenn ich atme. Wie bei einem beweglichen Objekt, auf das man schießen muss. Also ich liege da in dem Computertomografen, sediert und mit einer Nadel in den Lungen, und plötzlich zerreißt es mich fast vor Schmerzen, und da hatte ich doch tatsächlich einen Pneumothorax; also für alle, die nicht wissen, was das ist: Die Lunge ist kollabiert. Deswegen legten sie mir eine Lungendrainage. Das wäre nur eine weitere kleine Komplikation, wenn sie wenigstens Gewebe hätten entnehmen können für die Biopsie, aber so wird die Sache wirklich frustrierend.

Das ist noch nicht endgültig, aber wahrscheinlich werde ich morgen operiert, damit sie dieses Knötchen anstechen können. Sie wollen es noch einmal mit einer Lungenspiegelung versuchen, es wäre besser als eine Biopsie an der offenen Lunge, aber es ist nicht sicher, ob das gelingt, weil es schwierig ist, an die Stelle zu kommen. So oder so bedeutet es jede Menge Schmerzen für mehrere Tage und mehrere Wochen Rekonvaleszenz. Ich muss übers Wochenende auf jeden Fall im Krankenhaus bleiben. Ich hätte einige Wochen warten können, bis ich die Biopsie machen lasse, aber mir ist es lieber, wenn das gleich gemacht wird. Jetzt bin ich schon mal hier und habe sowieso starke Schmerzen, und ich will wissen, was dafür verantwortlich ist, dass dieses Ding wächst … Meine Gesundheit ist das Wichtigste, also hat Warten keinen Sinn. Das ist der Deal. Ich höre auf zu schreiben, weil ich ziemlich unter Drogen stehe (habe Kodein und Percocet genommen) und nicht sicher bin, wie zusammenhängend diese E-Mail ist.

Gestern hatte ich einen kleinen Zusammenbruch und so geht es mir heute vergleichsweise gut. Natürlich sieht es danach aus, als würde einfach alles schief gehen, aber bislang war es nie mehr, als ich aushalten konnte … haltet Kontakt.

Alles Liebe,
Laura

Betreff: letzte Neuigkeiten aus dem Krankenhauszentrum
Datum: Montag, 5. November 2001 22:18:00 -0500
Von: Laura
Eine Woche ist seit dem letzten Update verstrichen, und seither ist viel passiert. Halloween haben sie das Knötchen in meiner linken Lunge entfernt und eine winzige Probeexzision an der Lunge vorgenommen, was im Grunde nichts anderes bedeutet, als dass sie eine Biopsie von der Lunge gemacht haben. Durch den operativen Eingriff konnten sie mehr Gewebe entnehmen, als das bei einer Nadelbiopsie oder einer Lungenspiegelung der Fall ist. Die Operation dauerte viereinhalb Stunden und ich hatte hinterher große Schmerzen, bis sie die Dosis der Schmerzmittel mit Hilfe eines Epidurals entsprechend erhöht hatten (wer's nicht weiß: ein Epidural ist ein kleiner Schmerzkatheter, der in die Wirbelsäule führt). Er wurde gestern erst entfernt und

jetzt nehme ich Tabletten gegen die Schmerzen. Der Übergang ist jedes Mal schwierig, und ich brauche am Anfang viele Tabletten, also war ich heute eine Art Zombie, weil ich völlig unter dem Einfluss der Medikamente stand.

Ich fange mit den guten Nachrichten an …

Bisher lässt sich keine vaskuläre chronische Abstoßung erkennen, wie sie befürchtet hatten. Das heißt, dass die Abstoßungsreaktion, die bei mir festgestellt wurde, entweder kurzfristiger Natur ist oder dass die ATG-Behandlung, mit der ich die letzten beiden Wochen verbracht habe, geholfen hat. Das heißt nicht, dass sich das Thema Abstoßungsreaktion insgesamt erledigt hat, aber es ist natürlich wesentlich angenehmer, dieses Resultat zu bekommen, als zu wissen, dass in meiner Lunge eine chronische Abstoßung zu beobachten ist.

Aber in Anbetracht der letzten Monate ist das, was ich im nächsten Satz schreiben werde, fast schon komisch. Der Pathologiebefund aus den Knötchen ist nicht so lustig. Die Diagnose heißt: Posttransplantationslymphom, abgekürzt PTLD (nach der englischen Bezeichnung: *post transplant lymphoproliferate disease*).

Wie ich das bekommen habe? Mein Körper konnte sich wegen der ganzen Immunsuppression nicht gegen einen Virus wehren (wahrscheinlich den Epstein-Barr-Virus, der auch *Mononucleosis infectiosa* auslöst, bekannter vielleicht als Pfeiffer-Drüsenfieber, aber das ist bisher noch nicht genau geklärt), und dieser Virus hat zu einer Verklumpung von Beta-Zellen geführt, die Knötchen bilden, die mich wiederum krank machen und wahrscheinlich zum Abfallen der Lungenfunktionswerte beitragen.

Was es ist? Noch eine verdammte Komplikation! Es ist *kein* Krebs, obwohl die Onkologen sich damit am besten auskennen, weil es mit den Lymphknoten zusammenhängt. Sie werden uns bei der Entscheidung unterstützen, welche Art von Behandlung für mich die beste sein wird. Ich weiß bis jetzt noch nicht genau, wozu sie sich entschließen werden, aber das wird sich wohl innerhalb der nächsten Tage regeln.

Behandlung? Das Beste, was man für mich tun könnte, wäre ein Absetzen der Immunsuppression, aber das geht nicht, weil die Lunge dann unmittelbar gestoßen würde. Im Einzelnen sieht es so aus:

1. Sie haben die Dosierung der Immunsuppression trotz der bekannten Gefahr gesenkt. Das wird eine Gratwanderung zwischen zu wenig und nicht wenig genug – es ist sehr kompliziert.
2. Es gibt ein Medikament, das die Zellen, die wie blöd wachsen, quasi ausschaltet. Man bekommt es als Infusion – Rituximab. Vielleicht werden sie mich damit behandeln, obwohl ich mir da noch nicht sicher bin. Und ich weiß auch nicht, wie oft man es nehmen muss und welche Nebenwirkungen es hat.
3. Unter Umständen könnte ich auch eine bestimmte Form der Chemotherapie bekommen, aber das ist eher unwahrscheinlich. Heute wurde eine Computertomografie durchgeführt, um zu sehen, ob ich außerhalb der Lunge noch weitere Knötchen habe – die Ergebnisse habe ich noch nicht.

So, die Diagnose habe ich im Grunde und warte jetzt, dass sich die richtigen Köpfe zusammensetzen und einen Plan entwickeln, und das wird hoffentlich innerhalb der nächsten Tage geschehen. Und hoffentlich werden sie mit welcher Behandlung auch immer im Laufe der Woche beginnen. Ich habe für Freitag einen »Broncho«-Termin und muss bis dahin im

Krankenhaus bleiben, obwohl ich vorhabe, Donnerstagabend auf Louellas ökumenischer Dinnerparty eine Rede zu halten und deswegen zur Brown University zu fahren (ich kann mich für ein paar Stunden vom Krankenhaus beurlauben lassen). Thanksgiving werde ich zu Hause in New York verbringen und hoffe, dass ich noch vorher zurück nach Providence kann.

Was dies alles langfristig für meine Lungen bedeutet, das kann ich überhaupt nicht abschätzen. Noch immer bin ich in einem Aktivitätsmodus und versuche herauszufinden, was es mit dieser neuen Entwicklung auf sich hat und was ich tun kann, damit es mir besser geht.

Aus dem Bett alles Liebe,
Laura

6. November 2001

Es ist kurz vor Mitternacht und heute wurde gewählt. Vor ein paar Wochen schon habe ich meine Stimme per Briefwahl abgegeben. Allerdings muss ich zugeben, dass ich keine Ahnung habe, wer der bessere Bürgermeister wäre. Ich bin im Moment ohnehin so auf dem Laufenden wie nie in New York.

Ich habe mir einen kleinen Imbiss gemacht in der Patientenküche am anderen Ende des Flures. Die Transplantationsstation ist mit ganz bestimmten Lebensmitteln versorgt. Alles ist natürlich salzlos wegen der Nieren-Patienten – und alle anderen müssen mitleiden. Der Kühlschrank ist gefüllt mit Swiss-Miss-Pudding, Jell-O-Wackelpudding, ganz viel Apfelsaft und Preiselbeeren, vollfetter und halbfetter Milch, und im Tiefkühler liegt Wassereis am Stiel. Außerdem gibt es Campbells Hühnersuppe mit Nudeln, Erdnussbutter, geschnittenes Brot, Graham-Cracker und – mein persönlicher Favorit – ungesalzene Salzcracker. Die Dinger machen süchtig. Neuerdings gibt es Portionspackungen mit Cheerios, Raisin Brans, Rice Krispies und anderen Getreideflocken-Produkten. Rice Krispies mag ich nicht so gern, aber Cheerios und Raisin Brans schütte ich mir jeden Morgen zum Frühstück in eine Schüssel.

Ich habe meinen Apfelsaftverbrauch zurückgefahren, seit ich herausgefunden habe, dass es nicht so gut sein soll für die Motilität. Ich passe jetzt wirklich höllisch wegen dieser Darmgeschichten auf. Apfelsaft gehörte seit der Transplantation praktisch zu meinen Grundnahrungsmitteln. Außerdem gibt es auf der Station Softdrinks, Coca-Cola und Ginger-Ale. Das ist ein dickes Plus. Aber ich vermisse die Packungen mit Cheddar-Käse, die es im Columbia Presbyterian gab. Hier haben sie nur billigen American Cheese. In der Küche gibt es einen Toaster. In der Highschool in Chapin haben wir in der Oberstufe endlose Kämpfe ausgefochten, um einen Toaster für die Cafeteria zu bekommen, aber die Verwaltung befürchtete wohl, dass wir das Gebäude niederbrennen würden. Hier zieren sie sich eher, mir eine Leselampe auf dem Zimmer zu gestatten. Jetzt trinke ich wieder Zitroneneistee, und mein Zuckerspiegel ist gar nicht zufrieden stellend. Ich habe mir heute mindestens sechs- oder siebenmal Blut abgenommen, damit nichts aus dem Ruder läuft, aber ich war nicht besonders erfolgreich. Diabetes ist wirklich das Sahnehäubchen auf dem Transplantationskuchen. Wenn ich einen schlechten Tag habe, ist es frustrierend. Ich will nicht für den Rest meines Lebens die Rolle meiner Bauchspeicheldrüse übernehmen. Na schön, wenn ich Fußball spielen und ins College gehen könnte, könnte ich auch damit leben, mich selbst zu piksen und Tabletten zu schlucken. Aber davon bin ich weit entfernt, und es sieht nicht so aus, als würde ich in diesem Jahr noch etwas an Lebensqualität durch die Transplantation gewinnen. Mir fallen die Augen zu. Ich schreibe morgen weiter …

Betreff: habe mit den Ärzten geredet …
Datum: Mittwoch, 7. November 2001 14:34:05 -0500
Von: Laura
An: eine Freundin

Frisch aus der Druckerpresse die neuesten Nachrichten nur für dich!

Ich habe dir gestern Abend auf deinen Anrufbeantworter zu Hause eine Nachricht gestammelt … Mann, ich komme mir so doof vor, wenn ich Nachrichten hinterlasse und weiß, dass viele Menschen sie hören könnten … was soll's … wissen die von mir und dem Krankenhaus? Hoffentlich, sonst klingt es völlig durchgeknallt.

Also, sie sind davon abgekommen, eine Knochenmarksbiopsie bei mir durchzuführen, und darüber bin ich sehr glücklich. Soviel ich weiß, ist das sehr schmerzhaft und die Hüfte tut noch längere Zeit danach sehr weh. Heute Nachmittag bekomme ich eine Bluttransfusion, weil ich zu wenige rote Blutkörperchen habe (sehr anämisch) und sehr kurzatmig bin, und sie hoffen, dass das hilft. Das ist wahrscheinlich keine große Sache, aber ich hatte noch nie eine außer 1981 als Baby und während der Transplantation.

Nach der Transfusion bekomme ich dann eine Infusion mit Rituximab, damit soll die Störung bei den Lymphozyten behoben werden. Ich nehme stark an, dass mir von der ersten Ampulle schlecht wird, genau wie bei den ATG-Infusionen. Schüttelfrost, Schmerzen, Erbrechen, Kopfweh, Fieber. Doch wir werden sehen … es kann genauso gut sein, dass ich gar nicht darauf reagiere. Es wird, glaube ich, acht Stunden dauern. Nach dieser ersten Infusion muss ich drei weitere bekommen, eine pro Woche. Anschließend wird eine Computertomografie gemacht und hoffentlich sind die Knötchen dann weg. Das wäre wunderbar, obwohl natürlich die Möglichkeit besteht, dass sie zu einem späteren Zeitpunkt wieder wachsen. Wenn die Knötchen nicht weg sind, ist eine Art Chemotherapie fällig. Hoffen wir, dass es so weit nicht kommt, oder wenigstens nicht, bevor es Weihnachten ist. Schade, dass du über Thanksgiving nicht in New York bist, aber ich verstehe den Grund vollkommen. Ich hoffe nur, dass wir uns in Dezember ausgiebiger treffen können. Freunde von der Brown University wollen zum Dinner heute Abend kommen, darauf freue ich mich schon, auch wenn es mir wahrscheinlich nicht so gut gehen wird. Und morgen Abend nehme ich mir ein paar Stunden frei, um ins College zu fahren und bei Louellas ökumenischem Dinner eine Rede zu halten. Hoffentlich fange ich nicht an zu heulen, während ich rede …

Alles Liebe, wir hören bald voneinander,
Laura

Betreff: [Fwd:] Donnerstagsdinner
Datum: Donnerstag, 8. November 2001 09:53:29 -0500
Von: Louella Hill
Grüße an alle! Heidi und ich hoffen, ihr alle hattet eine schöne Woche, und wenn nicht, dann steht immerhin das Wochenende vor der Tür. Wir möchten euch zum Donnerstagsdinner in dieser Woche, der ökumenischen Woche, einladen. Morgen erwarten wir einen ganz besonderen Gast. Unsere Kommilitonin Laura Rothenberg wird darüber sprechen, was es bedeutet, mit einer ernsten Krankheit zu leben. (Um Lauras Gesundheit willen sollte jeder mit einer Erkältung oder einem Schnupfen lieber nicht teilnehmen.)
Im Alter von drei Tagen wurde bei ihr

Mukoviszidose festgestellt, und heute kämpft sie darum, am College zu studieren. Ihre Geschichte wird niemanden kalt lassen.

Das Donnerstagsdinner findet jede Woche in der Keene Street 58 statt. Jeder ist willkommen und herzlich eingeladen. Das Abendessen wird um 17 Uhr serviert, ein vegetarisches Gericht ist immer dabei. Koscheres Essen gibt es auf Anfrage. Die Veranstaltung ist um 19 Uhr zu Ende. Ihr erreicht den Veranstaltungsort, indem ihr durch den Faunce Arch Richtung Pembroke geht und acht Straßen weiter rechts abbiegt. Es ist das dritte Haus links, der Hund heißt übrigens Fenway.

Das Donnerstagsdinner wird vom Office of the Chaplains and Religious Life at Brown University gesponsort. Für weitere Auskünfte stehen wir gern zur Verfügung (aber benutzt bitte nicht die Reply-Taste, es ginge an alle auf der Liste).

Bis dann, geht in Frieden,
alles Liebe,
Heidi und Lou

Betreff: verlasse das Krankenhaus
Datum: Samstag, 10. November 2001 14:55:36 -0500
Von: Laura
Dies wird eine kurze E-Mail …

Gestern habe ich die erste Rituximab-Infusion bekommen (die Behandlung gegen das Posttransplantationslymphom). Ich werde drei weitere Infusionen bekommen, jeweils im Abstand von einer Woche. Leider sind meine Lungenfunktionswerte sehr stark gefallen und erreichen nur noch 38 Prozent. Das liegt zum Teil an der Krankheit und zum Teil an Gründen, die nicht bekannt sind, vielleicht handelt es sich um eine Abstoßungsreaktion, vielleicht aber auch nicht. Mit geht es also nicht besonders gut, ich bin sehr kurzatmig. Trotzdem habe ich mich entschlossen, das Krankenhaus zu verlassen und bis Mittwoch nach Providence zurückzukehren. Von dort fahre ich nach Brookline, bekomme am Donnerstag eine Lungenspiegelung und am Freitag die nächste Rituximab-Infusion. Über Thanksgiving bin ich dann in New York.

Es ist schrecklich, das Krankenhaus mit Sauerstoffbrille zu verlassen und sich hundeelend zu fühlen, aber ich bin zuversichtlich, dass die neue Medikation letztlich die Knötchen in der Lunge effektiv bekämpft und meine Lungenfunktionswerte dann wieder steigen. Es wird viel Zeit in Anspruch nehmen. Die letzten Tage waren nicht eben die fröhlichsten, aber es wird mir gut tun, das Krankenhaus zu verlassen, und wenn es mir schlechter gehen sollte, kann ich ja jederzeit zurückkommen.

Haltet Kontakt,
Laura

Betreff: das Neueste von Laura
Datum: Mittwoch, 14. November 2001 09:24:30 -0500
Von: Laura
Wo soll ich anfangen … ich habe das Krankenhaus am Samstag tatsächlich verlassen. Mama und ich fuhren zuerst in den Supermarkt, um einzukaufen (Hotdogs, Truthahn und Softdrinks wie Rootbeer). Dann sind wir nach Providence. Mama half mir beim Auspacken und fuhr mit dem Zug zurück nach New York.

Abby gab für mich in unserem Apparte- ment ein wunderschönes Dinner, (meine liebe Freundin) Louella kochte ein wunderbares Essen mit Kürbis, und obwohl ich nicht gut drauf war und mit Sauer- stoffbrille dasaß, war es klasse, viele Menschen an diesem Abend um mich zu haben.

Ich verbrachte jedoch den halben Abend damit, zwischen dem Hasbro-Kinderkran- kenhaus und dem CVS in Ost-Providence hin- und herzupendeln, um die Schmerz- mittel zu besorgen, die sie mir in

Boston vergessen hatten mitzugeben. Weil es sich um ein Betäubungsmittel handelt, musste der Arzt erst jemanden in Rhode Island auftreiben, der ihm ein Rezept ausstellte, das er mir geben konnte, und dann musste ich losfahren, und es selbst abholen. Aber die Schmerzen waren einfach zu groß. Am Sonntagmorgen frühstückte ich ausgiebig mit Kat, Jess und Emily und erledigte einige Besorgungen. Aber das Atmen wurde für mich immer schwieriger und, ich fühlte mich zunehmend unwohler. Zu diesem Zeitpunkt war ich so gut wie entschlossen, am Montag ins Krankenhaus zurückzugehen. Sonntagabend besuchte mich eine Freundin, und wir aßen gemeinsam zu Abend und sahen uns Filme an, erst *Legally Blonde (Natürlich Blond!)* und dann noch *The Big Lebowski*.

Ich hatte mit Doktor Waltz vereinbart, dass ich Montag ins Krankenhaus käme und am Dienstag eine »Broncho« gemacht bekäme, statt damit bis zum Ende der Woche zu warten.

Es war nicht zu fassen, aber mein Bauch, der den ganzen Tag schon wehtat, wurde und wurde nicht besser. Ich hatte Blähungen und bekam schmerzhafte Krämpfe, genau wie bei den anderen Darmverschlüssen. Ich versuchte, ins Bett zu gehen, aber schließlich weckte ich Abby gegen 3 Uhr morgens (zu dem Zeitpunkt war mir schon übel) und sagte, wir müssten zur Notaufnahme. Und so sprang mein Rettungsengel von Zimmergenossin aus dem Bett, schleppte meinen ganzen Kram runter zum Auto und fuhr mich um halb vier in der Frühe nach Boston. Sie blieb zwölf Stunden lang bei mir, bis mein Vater kam. Ohne sie hätte ich es nicht geschafft. Auf dem Weg nach Boston schien der Mond wunderbar. Eine riesige Hängematte, oder ein breites Lächeln, wie man es nennen will.

Die Zeit in der Notaufnahme war lang und ermüdend und irgendwie unproduktiv. Schließlich machten sie eine Computertomografie vom Unterleib und fanden heraus, dass ich wieder einmal völlig verstopft war. Sie haben die Schmerzmittel abgesetzt und bearbeiten mich jetzt mit Mucomist und wir müssen jetzt einfach meine »trägen Gedärme sehr, sehr sorgfältig beobachten«. Die Kehrseite ist, dass mein linker Lungenflügel seit der Operation vor zwei Wochen immer noch sehr stark schmerzt, aber Tylenol muss eben reichen, schätze ich.

Gestern hatte ich dann die Lungenspiegelung, die ich vereinbart hatte. Und man soll es nicht fassen, aber ich hatte Recht, beide Lungenflügel sind verengt und ganz besonders der rechte

Bronchus medialis. Er musste mehrfach geweitet werden und dahinter hatte sich reichlich Flüssigkeit angesammelt, sodass ich wahrscheinlich wieder eine Antibiotikainfusion bekommen muss. Die Atemnot ist nicht mehr so schlimm, obwohl ich lügen würde, wenn ich behauptete, es wäre alles überstanden.

Und heute, nun, ich bin eben hier im Krankenhaus, und meine Laune ist einigermaßen erträglich. Die nächste Rituximab-Infusion bekomme ich wahrscheinlich am Donnerstag, und es ist völlig unklar, wann ich zurück nach New York kann. Ich bin froh, dass ich versucht habe, nach Providence zurückzugehen. Es war vielleicht nicht ganz der richtige Zeitpunkt, vielleicht war ich doch zu krank, aber das war's wert. Nur schade, dass ich nicht noch mehr Freunde treffen konnte.

Alles Liebe,
Laura, Zimmer 820

Betr.: bringt mich zurück nach Manhattan
Datum: Dienstag, 20. November 2001 01:11:37 -0500
Von: Laura
Eigentlich ist Schlafenszeit, aber ich wollte euch noch vor den Ferien das Neueste von meiner Gesundheit berichten.

Lungen: Es war sehr gut, dass ich darauf bestanden habe, die »Broncho« schon am Dienstag statt erst am Donnerstag zu machen, denn sie fanden die Luftwege in beiden Lungen vernarbt, und die Verengung verursachte mir große Schwierigkeiten beim Atmen. Die Biopsie ergab keine akute Abstoßung, das ist die gute Nachricht, und nachdem sich die Ärzte einige Tage lang beratschlagt haben, haben sie beschlossen, die Antibiotikainfusion abzusetzen – auch hübsch. Auch wenn die Dilatation geholfen hat (sie pumpen kleine Ballone in den Luftwegen auf, um sie zu erweitern), liegen meine Lungenfunktionswerte nur bei 42 Prozent. Sieht nicht so aus, als würden sie bald wieder die 60-Prozent-Marke erreichen, aber wichtig ist, dass es mir besser geht, ich achte anders als bisher nicht mehr ständig auf meinen Atem. Ich bekomme nur dann keine Luft mehr, wenn ich mich bewege.

Bauch: Auch wenn ich keinen Darmverschluss hatte, als ich am frühen Montagmorgen (vor einer Woche) in die Notaufnahme kam, war die Verstopfung doch ziemlich massiv. Das ganze Wochenende über bekam ich ein starkes Abführmittel durch eine Magensonde, nachdem mehrere Einläufe am Anfang der Woche fehlgeschlagen waren. Sie verabreichten mir sechs Liter von dem Zeug. Das ist eine Menge, ich glaube, die normale Dosis für einen Erwachsenen liegt bei ungefähr zwei Litern. Und die Verstopfung war immer noch nicht vollständig beseitigt. Aber heute hat sich endlich Doktor Lillehei meiner erbarmt und befand, genug sei genug, und hoffentlich sei jetzt ausreichend Platz für den Truthahn und die anderen guten Sachen, die ich dieses Wochenende in New York essen will.

PTLD: am Donnerstag die Rituximab-Infusion bekommen und wieder gut vertragen. Die nächste steht für Mittwoch an, diesmal in New York in meinem guten alten Krankenhaus, in der Ambulanz des Columbia Presbyterian Babies' and Children's Hospital, und Genevieve und Rechelle haben versprochen, mich nicht allzu sehr zu vernachlässigen ☺

Habe nachts immer noch Schweißausbrüche und das gehört zu den Symptomen des Posttransplantationslymphoms, oh wie wunderbar.

Aber ja, natürlich gibt es etwas Neues: Das ganze Wochenende hatte ich mit diesen komischen, unkontrollierbaren Zuckungen zu tun. Courtneys Mama, Ann O'-

Keefe, war bei mir und hat mir sehr geholfen. Und Lauren hat nach mir geschaut, um zu sehen, ob sie etwas für mich tun kann. Vicky hat mich Anfang der Woche besucht. Und Debra war gestern hier. Diese Zuckungen waren manchmal unglaublich stark, aber jetzt hat es sich wieder beruhigt, seit ich mehrmals am Tag eine geringe Dosis Lorazepam bekomme. Trotzdem musste ich zum Neurologen und bekam eine CT und Ultraschall vom Kopf, und zweimal wurden die Hirnströme gemessen. Dazu kleben sie dir mit großem Pflastern Elektroden auf den Kopf und hinterher ist es fast unmöglich, sie wieder aus den Haaren zu bekommen. Ich sah aus wie Frankenstein, besonders wenn man sich den Schlauch in die Nase noch dazudenkt, den Monitor für die Herztöne und das Sauerstoffgerät für die schlimmeren Anfälle, bei denen ich wirklich kaum noch Luft kriegte. Aber wie gesagt, inzwischen haben sie stark nachgelassen und das Schlimmste ist, dass ich sehr undeutlich spreche.

Die Untersuchungen haben ergeben, dass es sich nicht um ein Symptom des Lymphoms handelt (das ist extrem gut), und es ist kein Anfall, sie gehen davon aus, dass die Kombination der Medikamente dafür verantwortlich ist. Wenigstens ist Doktor Lillehei davon überzeugt, und

offenbar sind nun einige Fachleute auf dieses pharmazeutische Puzzle angesetzt worden. Dieser Depp von Neurologe erzählte mir, der Stress sei schuld, ich sollte am besten einen Psychiater aufsuchen … grrrrr … ich mag überhaupt nicht davon anfangen, dieser Typ bringt mich wirklich auf die Palme!
Der kriegt auf keinen Fall ein Team-Laura-T-Shirt!!!

Da diese Vorfälle Dimensionen angenommen haben, mit denen ich wieder umgehen kann, werde ich am Dienstag nach New York zurückfahren, nur einen Tag später als geplant. Darauf freue ich mich schon unglaublich. Und, na ja, in diesem Jahr werde ich vermutlich dankbar sein, dass ich über den Feiertag nicht im Krankenhaus bin … und dass ich ohne Unterleibschmerzen essen kann und natürlich für meine neuen Lungen … ich könnte 1 000 Dinge anführen, aber ich glaube, diese E-Mail ist sowieso schon lang genug.

Bitte, bitte ruft mich an, wenn ihr in New York seid. Ich stand in den letzten Wochen so oft unter dem Einfluss von Medikamenten und zum Teil von Narkotika, dass ich vergessen habe, wer wann wo ist … wisst ihr, jeder Anruf, jede E-Mail und jede Postkarte hilft mir, trotz dieser unaufhörlichen Rückschläge durchzuhalten.

Ich wünsche allen ein schönes und lustiges Thanksgiving.

Alles Liebe wie immer,
Laura

Betreff: kurze Aktualisierung
Datum: Montag, 26. November 2001 23:19:52 -0500
Von: Laura
Es war fantastisch, fast eine Woche lang in New York zu sein … Papa und ich sind heute nach Boston gefahren, und ich habe mich ins Krankenhaus begeben, weil ich sehr, sehr schlecht Luft bekomme und Schmerzen in der Brust habe. Und wie üblich scheine ich mich selbst gut zu kennen. Ich habe einen kleinen Pneumothorax in meinem linken Lungenflügel und einen kleinen Pleuraerguss. Wir wissen nicht, wo die Ursache liegt … wir werden sehen … die gute Nachricht ist, dass sie wahrscheinlich morgen Früh schon die Lungenspiegelung machen werden. Derzeit bin ich nicht sicher, wie lange ich im Krankenhaus bleiben muss, immerhin habe ich nette Deko mitgenommen, weil ich in New York an Kates Papeterie vorbeigekommen bin … ich konnte einfach nicht widerstehen.

Hoffe, alles ist gut.
Laura

27. November 2001

Es ist still, bevor irgendjemand mitbekommt, dass ich wach bin. Ich liege hier, höre dem Pfeifen zu, den dumpfen Atemgeräuschen, dem Hecheln, von dem ich gehofft hatte, es für ein paar Jahre los zu sein. Und trotzdem ist dieses Kinderkrankenhaus für mich wie ein zweites Zuhause. Ich bin krank. Die Zukunft ist unsicherer denn je. Mit Mukoviszidose gab es wenigstens eine Art von Muster. Auch wenn die Krankheit immer wieder einen anderen Verlauf nimmt, folgten wir doch alle demselben Schema. Die Einzige vor mir ist Shawna, und sie stirbt. Ich schätze, für mich stellt sich jetzt die Frage, wie ich akzeptieren kann, wo ich heute stehe, was ich tun kann und wie ich verhindere, dass ich mein Leben unangemessen finden. Gleichgültig, was die anderen mir erzählen, ich kann einfach nicht glauben, dass ich im letzten Jahr besonders viel getan habe, ganz bestimmt nicht im Vergleich zu anderen meines Alters. Deswegen wollte ich die Transplantation, um zurück ins College gehen zu können. Aber diese Hoffnung hat sich für mich nicht erfüllt. Die Operation hat mein Leben verlängert. Und jetzt habe ich das Problem, dass ich für mich einen Sinn finden muss. Etwas, das mich in Gang hält. Ich werde es euch sagen, wenn ich etwas gefunden habe. Dann kann ich vielleicht damit aufhören, ständig zu weinen.

30. November 2001

In einer Frauenzeitschrift ist eine Anzeige mit Gesichtsübungen, um eine plastische Operation zu verhindern. Ha.

Betreff: ausführliches Update
Datum: Mittwoch, 05. Dezember 2001 19:06:07 -0500
Von: Laura

Also, hier sind die Neuigkeiten … vielleicht findet ihr sie verwirrend, aber ich versuche, so gut ich kann, alles klar darzustellen. Falls ich Unsinn schreiben sollte, übernehme ich dafür keine Verantwortung, weil ich noch unter dem Einfluss von Betäubungsmitteln stehe …

Das Ergebnis der großen Computertomografie-Untersuchung:

Am Montag wurde ich komplett durchleuchtet, weil sie wissen wollten, wie meine Lungen nach vier Wochen Lymphom-Behandlung aussehen. Heute hat sich die Lymphom-Fachfrau (sie heißt Doktor Lehmann) mit dem Lungentransplantationsteam und, soviel ich weiß, dem Onkologen getroffen, der meinen Fall und meinen Vater begleitet. Und ich bin wieder da, wo ich vor kurzem schon einmal stand.

Ich soll weitere vier Wochen lang Rituximab-Infusionen bekommen. Das ist der monoklonale Antikörper, den sie mir seit vier Wochen einmal pro Woche verabreichen. Der CT-Scan zeigt, dass die Krankheit nicht weiter fortgeschritten ist. Ob es in meiner Lunge besser aussieht oder nicht, darüber gehen die Meinungen auseinander. Tatsache ist, es ist nicht schlimmer geworden, und das ist gut, denn es bedeutet, dass ich zumindest im Augenblick keine Chemotherapie bekommen werde. Der Onkologe jedenfalls sagte heute zum ersten Mal, dass eine Chemotherapie für Lungenpatienten besonders gefährlich ist, wegen der Bakterien, die ich in meiner Lunge habe, und da mein Immunsystem unterdrückt wird, ist die Chance sehr groß, dass ich eine Sepsis bekomme. Wer kein Doktor ist, ignoriert den letzten Satz am besten.

Die gute Nachricht: Einen Teil der Infusionen kann ich in New York bekommen, in der Onkologie des Columbia. Insofern muss ich nicht über Weihnachten in Boston bleiben.

Die Aussichten:

Die Ärzte vom Transplantationsteam denken immer noch, dass eine chronische Abstoßungsreaktion meine Lungenfunktionswerte drückt. Sie wollen die mechanischen Probleme in den Luftwegen so gut wie möglich unter Kontrolle bringen, damit ich erstens nicht zu viele Lungenspiegelungen bekommen muss und zweitens nicht ständig außer Puste bin und sie sich drittens einen besseren

Eindruck darüber verschaffen können, wie sehr meine Lungenfunktionswerte von der Abstoßungsreaktion betroffen sind. Ich kann nicht einschätzen, wie realistisch es ist, meine Lungenfunktion wieder auf 60 Prozent hochzubringen, aber man kann nie wissen. Wir müssen eben warten und schauen, was passiert … Sie hoffen, dass sie mich ab nächste Woche auf eine andere Medikation setzen können, das Immunsuppressivum Rapamycin könnte helfen.

Was heute passiert ist:

Wie der eine oder die andere schon weiß, wollte ich mich morgen mit Cynthia Butler, einer meiner besten Freundinnen, im Norwich Spa treffen. Aber in den letzten Tagen habe ich immer häufiger an Atemnot. Also wollte ich vernünftigerweise nicht bis nächste Woche mit einer neuen Lungenspiegelung warten, sondern vor dem Besuch im Spaßbad sicherstellen, dass ich mich wohl fühle und dann auch tatsächlich entspannen und verjüngen kann.

Doktor Waltz ist heute auf einer Konferenz, er ist normalerweise für die Erweiterung der Atemwege zuständig. Also hat er eine Idee umgesetzt, die er schon eine Zeit lang im Kopf hatte. In der Nähe gibt es ein Krankenhaus namens Beth Israel Deaconess, und dort gibt es eine Abteilung, die sich ausschließlich auf Lungenspiegelungen spezialisiert hat, und einen Arzt, der überhaupt nichts anderes macht als therapeutische Bronchoskopien, was bedeutet, dass er den ganzen Tag Bronchien weitet und Laseroperationen an den Lungenflügeln vornimmt und Knorpel herausschneidet und Stents, eine Art Gefäßprothesen, legt, um die Atemwege offen zu halten, und heute hatte ich also eine »Broncho« im Beth Israel, und sie werden mich dort bis nächste Woche dabehalten, weil ich am Dienstag wieder eine kriege. Dann werden sie etwas mit dem Laser machen, um die Atemwege etwas dauerhafter offen halten zu können. Das könnte der Anfang einer Zeit mit weniger Lungenspiegelungen sein und vielleicht etwas weniger Kurzatmigkeit bedeuten. Auf längere Sicht will er eines der Gefäße in der linken Lunge mit einem Stent erweitern, aber im Moment glaubt er, dass wir uns ganz auf die rechte Lunge konzentrieren müssen.

Heute haben sie herausgefunden, dass mein rechter *Bronchus medialis*, der zwölf Millimeter Durchmesser haben sollte, nur drei Millimeter Durchmesser hatte; es war also sehr gut, dass ich

nicht bis nächste Woche gewartet habe! Und weil es ein Krankenhaus für Erwachsene ist und sie nur die Atemwege geweitet haben, haben sie den Eingriff nur unter Beruhigungsmitteln vorgenommen. Dazu sprühten sie mir als Erstes etwas in den Mund, das sie Bananenspray nannten, und dann eine ganze Reihe von anderen Anästhetika, um meinen Husten- und Schluckreflex zu unterdrücken.
Ich kann mich kaum an die ganze Prozedur erinnern und fühle mich jetzt besser, im Verhältnis natürlich nur relativ gesehen, die Lungenfunktionswerte sind immer noch sehr niedrig.

Der Zwischenfall:

Also eigentlich war ja nur geplant, dass ich für die Lungenspiegelung komme und dann wieder gehe, aber dieses Glück ist mir nie beschieden. Ich wurde auf die Tagespflegestation gelegt und statt mich zu erholen, fiel plötzlich der Sauerstoffgehalt meines Blutes, er stürzte regelrecht ab. Meine Fingerspitzen wurden grau und meine Mutter sagte, dass ich tatsächlich blau aussah. Die Ärzte nennen hier solche Patienten offenbar ganz gern Schlümpfe … och, was für ein süßer Schlumpf. Der Sauerstoffgehalt sackte auf 70 Prozent ab (normal sind 95 bis 100). Die Versorgung mit

Sauerstoff über den Atembeutel des Nichtrückatmungsgeräts wurde auf das Maximum gestellt und sie bereiteten alles vor, um mich an ein Beatmungsgerät anzuschließen, um die Werte wieder in die Höhe zu bringen. Der Arzt, der seine Ausbildung zum Lungenfacharzt bei Doktor Ernst (dem Bronchienspezialisten) absolviert, war fantastisch, er heißt Dave.

Er und seine Kollegen untersuchten die arterielle Sauerstoffsättigung, und die Befürchtungen der Ärzte bestätigten sich. Ich hatte eine so genannte Methämoglobinämie, eine sehr seltene Nebenwirkung des Bananensprays, mit dem sie mich lokal betäubt hatten. Sie konnten mir so viel Sauerstoff geben, wie sie wollten, irgendetwas hinderte das Hämoglobin in meinem Blut daran, den Sauerstoff aufzunehmen. Also gaben sie mir spezielle blaue Tabletten, um die Nebenwirkung auszuschalten, und nach etwas mehr als einer halben Stunde besserten sich die Werte. Und jetzt ist mein Pipi blau! Das sieht vielleicht komisch aus. Ich muss über Nacht bleiben, weil ich vielleicht noch eine Dosis dieses Medikaments benötige (es heißt Methylenblau), sie wollen mich »beobachten«. Also bin ich jetzt in einem anderen Krankenhaus und so weit, so gut … nette Ärzte, nette Schwestern, nette Zimmer. Obwohl ich mir hier wie ein eben geschlüpftes Küken vorkomme, denn im Krankenhaus für Erwachsene sind alle alt! Bitte regt euch nicht auf, alles ist jetzt in Ordnung …

Wie es weitergeht, soweit ich das bis jetzt absehen kann:

Ich werde das Krankenhaus morgen Früh verlassen und dieses Spaßbad besuchen (meine Eltern fahren mich hin). Am Montag, den 10. Dezember, fahre ich wieder nach Boston, dort wird am 11. eine Lungenspiegelung durchgeführt, und wahrscheinlich bleibe ich über Nacht im Kinderkrankenhaus und bekomme an dem Mittwoch eine Rituximab-Infusion. Ich denke, anschließend fahre ich für ein oder zwei Tage nach Providence und sehe dann zu, dass ich nach New York komme. Dort bleibe ich so lange wie möglich. Im Lauf des Dezembers muss ich ganz bestimmt noch einmal für eine Lungenspiegelung nach Boston, vielleicht am Ende des Monats, aber es ist wirklich noch zu lange hin, um das sicher sagen zu können.

Zum Schluss:

Wie es mir geht? Gut, es ging zwar in der letzten Zeit ziemlich heftig auf und ab für mich, aber ich fühle mich besser, bin emotional stabiler und freue mich auf die Feiertage und die Aussicht, viele Freunde zu treffen. Habe ein bisschen mehr Hoffnung … aber das ändert sich von Tag zu Tag und das frustriert mich. Das Tippen strengt mich an und ich sollte den Monitor nun wirklich wieder auf die Sauerstoffüberwachung umstellen. Meldet euch und entschuldigt, falls diese E-Mail wieder einmal zu viele Fachausdrücke enthalten sollte.

Alles Liebe,
Laura

Im Dezember 2001

Zwischen den Anfällen stricke ich Mützen. Zwischen den Anfällen falte ich Kraniche. Wegen der Anfälle schreibe ich kaum noch Briefe mit der Hand. Spritze viermal täglich Insulin, trotz der Anfälle. Gehe zwischen den Aufenthalten im Krankenhaus unaufhörlich einkaufen und schieße Fotos mit meiner treuen Olympia, für die, die nicht hier sein und es mit eigenen Augen sehen können.

Manchmal sehe ich mir Filme an, und vor kurzem habe ich angefangen, *Harry Potter* zu lesen. Jawohl, ich reihe mich in den Mainstream ein und bin stolz darauf. Das Buch erinnert mich an eines von Roald Dahl, als ich noch klein war. Damals konnte ich es auch kaum erwarten, das nächste Kapitel von

Mathilda oder von *The Witches (Hexen hexen)* oder *The BFG (Sophiechen und der Riese)* zu lesen. Wer hätte nicht gern einen großen freundlichen Riesen zum Freund. In allen steckt etwas Magisches, das Unmögliche erscheint nicht unmöglich, und vielleicht ist es das, was mir an *Harry Potter* jetzt gefällt. Alles ist so unsicher, dass mir die Vorstellung von einem Zauberspruch, der Glück bringt, gefällt.

Ich mache Pläne für die Zeit zwischen den Lungenspiegelungen. Zweiwöchige Zeitfenster innerhalb des geschäftigen Alltags hier im Viertel, im Leben der Menschen, mit denen ich befreundet bin. Während die anderen ihre Termine abarbeiten und unter dem Diktat der Zeit stehen, muss ich mich einzig und allein darauf konzentrieren, wann ich Tabletten und Infusionen nehmen soll. Ich buche nicht mehr eine Woche im Voraus. Ich würde gern nächsten Donnerstag ins Spaßbad gehen, aber sicher weiß ich das erst einen Tag vorher. Und so geht das schon seit dem Herbst. Tage im Krankenhaus, es kommt nicht darauf an, wann, welches Datum. Und jetzt ist es schon Dezember. Ich habe mindestens zehn Mützen gestrickt. Und arbeite immer noch an Wills Schal.

Inzwischen ist mir klar, dass das Warten niemals aufhören wird. Ich werde immer auf Untersuchungsergebnisse warten, darauf, ob ein neues Medikament wirkt, ob ein Bett im Krankenhaus frei ist. Krankheit bleibt Teil meines Lebens, obwohl ich alles versucht habe, was ich konnte, um sie loszuwerden. Ich habe immer eine Antwort hören wollen, die mir offenbar niemand geben kann, weil die Medizin einfach noch nicht so weit ist. Weil ich ein Fall von *work in progress* bin, lernen wir mit mir.

Betreff: Neuigkeiten
Datum: Sonntag, 16. Dezember 2001 20:30:03
Von: Laura
Also, meine letzte E-Mail liegt über eine Woche zurück, und ich habe inzwischen mehrere Mails erhalten, die mich daran erinnert haben, dass ich mich noch nicht mit den Neuigkeiten der letzten Woche gemeldet habe …

Das Spaßbad in Norwich Inn:
Viel Freude gehabt. Ich habe so ziemlich alles durchprobiert, was sie anbieten – Seetangpackungen, Gesichtsmasken, normale Massagen, eine Massage mit heißen Steinen, Maniküre und Pediküre. Es war erholsam und mit Cynthia macht sowieso alles dreimal so viel Spaß.
Zurück im Beth Israel Deaconess, dem Krankenhaus für Erwachsene, wurde meine Lunge wieder gespiegelt. Es war ziemlich nahe an dem, was sie eine »therapeutische Bronchoskopie« nennen, das heißt, sie haben einiges versucht, von dem sie hoffen, dass es eine Weile vorhält. Doktor Ernst (ich nenne ihn immer den Lungencowboy, weil er genau so auf mich wirkt!) hat in den linken Hauptbronchus einen Stent, also solch eine Gefäßprothese, eingebracht. Die

Seite war über Wochen stabil geblieben und dann ganz plötzlich auf die Hälfte der normalen Größe zusammengefallen. Ein Stent erhöht zwar die Infektionsgefahr, und es kann passieren, dass er später ausgetauscht werden muss, aber er soll die Atemwege permanent offen halten.

Dasselbe haben sie im rechten Lungenflügel versucht, aber kein handelsüblicher Stent passte an der betreffenden Stelle, ohne den Durchgang zu dem Lungenlappen rechts oben zu versperren. Die blockierte Stelle ist ja leider im rechten Hauptbronchus, von dem drei Lappenbronchien abgehen. Es bleibt nichts anderes übrig, als es mit einer Spezialanfertigung zu versuchen. Deswegen sieht es so aus, als müsste ich bis mindestens Anfang nächsten Jahres wöchentlich oder wenigstens alle zwei Wochen zu einer Lungenspiegelung. Im neuen Jahr werde ich dann viel Zeit in Boston verbringen, während sie an diesem Hauptbronchus arbeiten.

Gute Nachrichten:

Am Donnerstag vor der Abfahrt aus Boston ging ich zum Kinderkrankenhaus hinüber und ließ die Lungenfunktionswerte messen. Die letzte Messung liegt über einen Monat zurück. Und wegen all der verschiedenen Faktoren (Lymphom-Behandlung, Behandlung der Abstoßungsreaktion, der eben eingesetzte Stent und die frisch geweiteten Bronchien) erreichten die Lungenwerte wieder um die 65 Prozent. Meine erste Reaktion war helle Freude, weil ich noch vor einem Monat kaum noch zu hoffen gewagt hatte, je wieder in die Nähe dieser Werte zu kommen. Der zweite Gedanke war, dass ich Ende Januar wieder am College sein könnte. Und der dritte, der wichtigste Gedanken von allen: Freu dich bloß nicht zu früh. Es geht auf und ab. Die Tatsache, dass meine Lungen nicht unumkehrbar geschädigt sind, ist herrlich, aber die Zahlen müssen nicht stabil bleiben. Also schleudere den Göttern dein Dankeschön entgegen und übe dich dann in Selbstbeherrschung ☺.

Wo ich derzeit bin:
Nach der Lungenspiegelung am Dienstag bekam ich die erste Dosis der zweiten Runde Rituximab in der Ambulanz des Dana-Faber-Krankenhauses (hatte ganz vergessen, wie sehr mich das erschöpft) und dann bin ich am Donnerstag nach Providence zurückgefahren. Es ist eine schöne Zeit, ich treffe Freunde und fühle mich wohl, mache Einkaufsbummel (ich bin ziemlich gut in dem, was Lauren

Einzelhandelstherapie nennt, vielleicht zu gut!). Die nette Seite ist, dass ich nicht im Examensstress bin … meine armen Freunde hocken über Papieren und was sonst nicht alles, trotzdem schaffen sie es, sich Zeit für mich zu nehmen ☺.

Morgen fahre ich wieder nach Boston, bekomme am Dienstag meine Bronchoskopie und mein Rituximab und dann am Mittwoch geht es runter nach NYC. Ich kann's kaum abwarten, nach Hause zu kommen. Vielleicht ist in der Weihnachtswoche noch eine Lungenspiegelung fällig, vielleicht auch nicht. Wenn ihr in New York seid, ruft unbedingt an … Ich denke, dass ich teilweise auch im Januar dort sein werde.

Der große Umzug:

Am Donnerstag habe ich zusammen mit meinem Vater ein Appartement weiter unten in diesem gerade fertig gestellten Gebäude angesehen. Es hat nur ein Zimmer, trotzdem habe ich es für das Sommersemester genommen, hauptsächlich, weil ich nie mehr so gesund sein werde, um die zwei Treppen problemlos zu schaffen, und wenn ich bei jedem Besuch hier daran erinnert werde, stimmt mich das auch nicht gerade fröhlich und außerdem machen mich diese Treppen einfach fertig. Warum sollte ich meine Energie mit Dingen verschwenden, die nicht unbedingt sein müssen. Es ist traurig, dass ich das nächste Semester nicht mehr mit Abby zusammenwohne, aber deren Freundin Liz zieht zu ihr, und ich wohne auch nicht sonderlich weit entfernt von ihr. Außerdem haben Abby und ich überlegt, dass wir meinen Vater dazu überreden wollen, eine Gegensprechanlage zu installieren … hm … Er liebt doch Projekte! Ich kann euch meine neue Telefonnummer für das nächste Semester noch nicht sagen, aber die Postfachadresse bleibt, die Handynummer auch.

So viel für heute. Ich habe Berge Sachen, die ich packen muss (für Boston und um mein Zimmer einigermaßen in Kisten zu verstauen, sodass ich im Januar einziehen kann).

Alles Liebe,
Laura

18. Dezember 2001

Am heutigen Abend habe ich mit Shawna etwa eineinhalb Stunden lang zusammengesessen. Ich habe dumme Sprüche geklopft und geredet und geredet und geredet (sie redet nicht viel, zu bedröhnt von Medikamenten, zu müde, kriegt zu schlecht Luft), und ich weiß, dass ich sie aufheitern konnte.

Ich spüre es mit jeder Faser, dass es ihr gut tut, wenn sie sieht, dass es mir besser geht. Und dass sie mich sieht. Ich weiß, dass sie zu mir aufschaut. Sie ist erst 16.

Doktor Waltz hat mich angerufen und gesagt, wenn die Atemwege erst wieder frei sind, könnten sogar meine Lungenfunktionswerte wieder besser werden – was ich vor einem Monat schon nicht mehr zu hoffen gewagt hätte. Er erklärte, wenn man ihn fragen würde, würde er sagen, ich hätte keine chronische Abstoßungsreaktion mehr.

Und so sitze ich hier, zurück in der 8. Nord für eine Nacht, nur fünf Monate nach der Transplantation und plötzlich habe ich das Gefühl, mir sei wieder Zeit gegeben. Ich bin so glücklich. Ich sehe mich um und sehe Shawna und Stacy, deren Niere versagt hat, und Joselyn, die eine akute Abstoßung durchmacht, und Tommy Doyle, der zurückkommen musste, und Reynaldo, dem es, seit ich ihn zum ersten Mal – das war letzten Sommer – gesehen habe, immer schlecht ging …

Zum einen bedrückt es mich, dass ich nur vorübergehend hier bin, und dass ich zum anderen nicht immer nur vorübergehend hier sein werde. Schon in einigen wenigen Monaten kann es sein, dass ich wieder da stehe, wo ich gestanden habe, und dann kommt mir erneut zu Bewusstsein, dass ich wieder einmal genau da stehe, wo ich vor der Transplantation gestanden habe, dass die Unsicherheit und Unvorhersehbarkeit mich mein Leben lang begleiten wird, gleichgültig, ob die Lungenfunktionswerte hoch oder niedrig sind. Und dass ich mit Tabletten und Insulinspritzen und immer häufigeren Lungenspiegelungen leben muss, um die Lungen zu überwachen, weil ich wegen des Posttransplantationslymphoms weniger Immunsuppressiva nehme als nötig, und dass es nur eine Frage der Zeit ist, bis ich den Kampf verliere.

Ich weiß nicht warum, aber heute Abend spüre ich das Gewicht von all dem, was sich in diesem Herbst ereignet hat, und mir wird klar, dass ich sehr viel Zeit im Krankenhaus verbracht habe und wie knapp ich immer wieder vor dem Ende stand, und ich kann einfach nicht aufhören zu heulen, wegen mir, aber auch wegen Shawna, für die keine Hoffnung besteht, und wegen dem Papa von Jess, der sich einer Knochenmarkstransplantation unterziehen muss. Ich frage mich, warum ich jedes Mal todtraurig bin, wenn es mir besser geht. Mein Vater hat sich darüber immer furchtbar aufgeregt. »Warum willst du krank sein?«, brüllte er dann. Nach all diesen Jahren weiß ich es: Es muss sein, weil ich tief drinnen weiß, dass die Besserung nicht von Dauer ist. Wie ein Fisch, den man in den Ozean zurückwirft, um ihn einen Tag später wieder zu fangen.

30. Dezember 2001

Was ich an dem Zustand nach der Transplantation nicht mag:

Mein Gesicht – aufgedunsen und hässlich
Insulin spritzen
Lungenspiegelungen im wöchentlichen Abstand
Das Zittern
Haare im Gesicht, wo keine hingehören
Darmverschlüsse und Magenschmerzen
Kein Gesprächsstoff mit Gleichaltrigen – das Gefühl von Einsamkeit und Nutzlosigkeit

Vielleicht ändert sich das alles genauso radikal, wie sich mein Leben in den letzten sechs Monaten verändert hat. Es sollte eigentlich besser werden … verlier nicht den Glauben daran. Das ist manchmal schwer, so schwer. Wenn ich mit meinem Gesundheitszustand nicht zufrieden bin, fühle ich mich schuldig – da ist ein Spender, für den ich lebe, und da sind die Freunde, die gestorben sind oder im Sterben liegen. Vor einem Monat wollte ich unbedingt das Krankenhaus verlassen und zwei Straßen weit laufen können, und ich dachte tatsächlich, das würde mir genügen. Jetzt kann ich das (zwischen den Lungenspiegelungen) und ich will mehr, ich will alles. Ich will gesund sein. Ich weiß andererseits, dass ich auf das Unmögliche hoffe. Ich will wie die anderen sein und kann es nicht. Und dann fällt es mir plötzlich schwer, von meinen besten Freundinnen aus der Highschool umgeben zu sein. Und es fällt mir schwer, so etwas wie ein bisschen gesund zu sein. Alles oder nichts ist einfacher als die Grautöne. Ich verbringe Jahre in einem Schwebezustand und ich wusste, dass das für mich der schlimmstmögliche Fall ist. Schätzungsweise wird mein New Yorker Neujahrsvorsatz darauf hinauslaufen, anzunehmen, was mir gegeben ist, und meine Zeit sinnvoll zu nutzen – und glücklich zu sein.

Neujahr 2002, 1. Januar 2002

Heute Abend bin ich nicht eben eine Stimmungskanone, ich nehme alles viel zu ernst. Und ich bin launisch. Zu meiner Entschuldigung kann ich Schlafmangel anführen (nur viereinhalb Stunden), meine Periode und das Kortison, das ich nehmen muss. Aber ich laufe nicht mit einem Schild herum: Vorsicht – weigert sich mit guten Gründen, eine angenehme Gesellschaft abzugeben! Wir haben ein neues Jahr, es hat gerade angefangen, und ich könnte direkt alles hinschmeißen, während alle anderen ihren Spaß haben – aber ich kann es einfach nicht ändern. Ich bin müde. Sinnvollerweise sollte ich mich ins Bett legen, denn morgen muss ich um 9 Uhr aufstehen, meine Medizin nehmen und nach Boston zurückfahren. Vorschriften und Entscheidungen – ich fürchte, dieses Jahr wird davon und von den Terminen in den Krankenhäusern bestimmt werden. Ich bin heute durchgedreht, als ich erfuhr, dass die Lungenspiegelung um einen Tag verschoben wurde, ich habe geheult, geheult, geheult. Ein klarer Fall von Kontrollverlust.

Das nächste Semester wird eine Herausforderung. Ich werde im College sein und trotzdem häufig ins Krankenhaus fahren müssen. Ich werde einige Fächer belegen, bis spät in die Nacht aufbleiben, Vitalfunktionen messen, meine Medizin nehmen – wie soll ich mich konzentrieren können? Wie kann ich nicht ständig an meine Gesundheit denken und sie trotzdem erhalten? Ich wünsche mir, dass meine physische Gesundheit und die Medikamente, die ich zu deren Erhaltung einnehme, weder meine Persönlichkeit noch meine Erscheinung verändert haben. Das macht mir jetzt viel mehr zu schaffen. Vielleicht habe ich heute einfach nur einen Durchhänger – aber wenn sich solche Tage häufen, könnte es der Anfang von meinem Ende sein. Ich will meine letzten Tage nicht deprimiert verbringen. Ich fange an zu heulen, wenn ich an die bloße Möglichkeit denke. Ich weiß nicht, ob alle sehen, wie sehr ich mich nach der Transplantation verändert habe. Mir gefällt es nicht.

15. Januar 2002

Ich habe diesen Herbst unermüdlich versucht, Shawna die Zeit leichter zu machen. Habe im Internet ein Gumby-Poster gefunden und es ins Krankenhaus geschickt, nachdem sie einmal eine Bemerkung hatte fallen lassen, wie sehr ihr der Mann in Gummistiefeln gefiele. Schildchen für ihre Tür gemalt, wie sie es an meiner gesehen hatte – und einen Riesenkrach mit der Krankenschwester durchgestanden, als ich es aufhängen wollte. Ich habe Kraniche gefaltet und andere Geschenke mitgebracht, materielle Güter, um ihre Tage aufzuhellen, denn gegen das, was mit ihr geschah, war ich machtlos. Ich wusste es, sie wusste es. Aber die Ärzte sagten immerzu, es würde besser … wir wussten, dass das nicht stimmte. Den ganzen Herbst über habe ich es gewusst. Ich war überrascht, dass sie lebte, solange sie noch gelebt hatte.

Als ich Shawna zum letzten Mal sah, war es klar. Sie stand so massiv unter Medikamenten, sie zitterte so stark und unablässig, eine tragbare Toilette stand direkt neben ihrem Bett. Die Angst hatte nachgelassen, sie schlief jetzt zu viel und nahm Tabletten dagegen. Sie lag da, die elastischen Ringe, die ihre Großmutter für sie gekauft hatte, an fast jedem Finger (manchmal sammelt sich Wasser im Gewebe, dann verändern die Finger ihre Größe), die Stimme ganz dunkel, weil die Lunge versagte, mit Sauerstoffbrille, sparsam mit den Worten. Tief drinnen wusste ich, es war unser letztes Treffen.

Ich sagte, ich hab dich lieb. Ich sagte, dank dir. Ich sagte, wie sehr ich vor ihr Respekt empfand, aber wir konnten uns nicht richtig unterhalten, weil ihre Großmutter dabeisaß. Vielleicht konnte sie es mir an den Augen ablesen, denn ich sah es in ihren. Und vielleicht musste sie diesen Brief gar nicht bekommen, den ich ihr am Tag vor ihrem Tod schickte. Aber es hat mich total umgehauen, als mir klar wurde, dass sie ihn nie, nie lesen würde.

Ich werde den Namen Viglione nie mehr im Patientenverzeichnis finden. Keine spätabendlichen Gespräche mehr, weil sie oder ich etwas hatten, was wir miteinander teilen konnten. Ihr Tod, der natürlich nicht unerwartet kommt, hat mich auch körperlich so schockiert, dass ich mich zusammenkrümme und heule.

Shawna hat mir ein Häschen geschenkt, eine handgemachte Puppe aus einem kleinen Geschäft. Sie hat das Häschen »Courage« getauft. Ihre Stimme ist aufgenommen: »Ich habe dieses Häschen gefunden und an dich gedacht. Es heißt Courage nach dem Mut, den du hast und der Courage, die wir beide teilen. Ich hoffe …« Der Rest ist abgeschnitten. Warum habe ich sie nie gefragt, was sie danach gesagt hatte?

Betreff: Gute Neuigkeiten
Datum: Mittwoch, 9. Januar 2002 22:36:31 -0500
Von: Laura

Ich weiß, es ist eine Weile her, dass ich zuletzt eine E-Mail geschrieben habe … Keine Nachricht ist normalerweise eine gute Nachricht. Jedenfalls erzählten sie das den Kindern im Krankenhaus, als ich noch klein war.

Am 12. Dezember wurde ein Stent in meine linke Lunge gepflanzt, wie ihr wahrscheinlich noch wisst. Der Stent sollte den Atemweg offen halten, und er hat auch sehr geholfen, die Lungenfunktion verbesserte sich dadurch um 30 Prozent. Ich muss nach wie vor wöchentlich zur Lungenspiegelung. Letzten Freitag wurde mit Verzögerung, weil FedEx das Teil nicht rechtzeitig aus

Iowa herangekarrt hatte, ein speziell angefertigter Stent für die rechte Lunge an die Stelle gepflanzt, die sich bisher innerhalb einer Woche durch Zellwucherungen schloss. Ich habe lokal ein Mittel gegen das übermäßige Zellwachstum bekommen. Heute wurden die Lungenfunktionswerte gemessen und … sie sind wieder bei 92 Prozent!!!!! Das ist fantastisch. Jetzt bleibt nur zu hoffen, dass sie auch in diesem Bereich bleiben. Heute wurde außerdem ein CT gemacht, mit dem sie abklären wollten, wie es mit der Lymphombehandlung weitergehen soll, vielleicht muss ich noch mehr Rituximab nehmen, vielleicht auch nicht. Es ist nicht klar, wann ich hier Näheres erfahre.

Meine Termine für die nächsten Wochen: Morgen bekomme ich eine Lungenspiegelung, sie wollen sich die Sache anschauen und vielleicht noch etwas zelltötende Creme anbringen, mal sehen. Freitag bis Sonntag bin ich in New York, und danach will ich einen Freund in Ohio für etwa fünf Tage besuchen. Anschließend wieder ein paar Tage in New York und dann zurück nach Providence, wahrscheinlich am 20. Januar. Das Semester beginnt am 23. Januar. Ich werde hoffentlich drei Seminare belegen können, eins übers Schreiben und dazu wahrscheinlich etwas aus der Politikwissenschaft, aber das ergibt sich dann.

Meine Nebenhöhlen sind leicht vereitert, aber abgesehen davon geht es mir ziemlich gut, und ich hoffe, dass das anhalten wird. Hattet ihr ein schönes Neujahrsfest? Ich war in Vermont mit Freundinnen von der Highschool, es war ziemlich lustig.

Alles Liebe,
Laura

16. Januar 2002, Hundeleben

Die Leine wurde gelockert, ich bin in Ohio. Eben bin ich in Cleveland gelandet, um Will, einen engen Freund, im Oberlin College zu besuchen. Jetzt ist sie nicht mehr so kurz, dass ich angebunden bin, sie ist lang genug, dass ich reisen kann. Sie sitzt lose, kann auch ganz leicht abgenommen werden. Ich stehe wie die winterlich-nackten Bäume auf dem Campus von Oberlin, die sich in den Pfützen aus Schmelzwasser auf dem Parkplatz spiegeln. Obwohl jeder von anderen Bäumen umgeben ist, wächst doch jeder isoliert für sich und hat nie die Chance, in die Krone eines anderen zu wachsen.

Betreff: Gesundheitsbericht für den Januar
Datum: Samstag, 19. Januar 2002 12:19:43 -0500
Von: Laura
Hallo Leute,
hier ist das jüngste Update zu meinem Gesundheitszustand … Pardon, dass ich

so lange nichts von mir hören ließ, aber ich komme gerade erst aus Ohio zurück. – Es war toll, von der Ostküste wegzukommen und Zeit mit Will zu verbringen.

Die letzte Lungenspiegelung war kurz und verlief sehr gut. Sie sagten, alle Stents seien da, wo sie hingehörten, und die Atemwege sähen gut aus. Insofern besteht Hoffnung, dass ich zum letzten Mal im Beth Israel war, dem Erwachsenenkrankenhaus, aber immerhin haben sie angefangen, mich in ihr Herz zu schließen und kennen mich jetzt, also nehme ich an, dass ich jederzeit zurückkommen kann und in guten Händen bin, wenn Reparaturen an den Stents nötig werden sollten und so … hihi. Halbwegs regelmäßige Lungenspiegelungen sind ohnehin nötig, um die Abstoßungsreaktion zu beobachten, aber eher monatlich oder zweimonatlich.

Die gute Nachricht: Das CT zeigt keine Knötchen, also wird die Rituximab-Therapie ausgesetzt. Was die Lymphome betrifft, werde ich wahrscheinlich bis auf Weiteres einmal pro Monat im Computertomografen durchleuchtet, damit sie rechtzeitig reagieren können, falls sie wieder auftreten. Leider zeigte das CT auch, dass erneut viel Flüssigkeit in den oberen rechten Lungenlappen eingedrungen ist, und soviel ich weiß, auch in den linken unteren. Also nehme ich Antibiotika oral gegen die vereiterten Nebenhöhlen und Vancomycin intravenös gegen Lungenentzündung. Die Vanco-Infusionen werden sich mindestens über einige Wochen hinziehen. Ich habe viel gehustet, bin ein bisschen müde, aber es ist keine große Sache, weil es sich um eine behandelbare bakterielle Infektion handelt, nicht um Pilze oder etwas Ähnliches.

Morgen fahre ich zur Uni zurück. Ich versuche, die Zahl der Gesundheits-Updates zu beschränken, denn wenn alles glatt läuft, wird es nicht mehr so viel Neues geben. Wenn ihr etwas wissen wollt, schickt mir eine E-Mail oder fragt mich persönlich. In gut zwei Wochen werde ich 21 – verrückt.

Ich war in letzter Zeit ziemlich down und bin immer noch nicht über Shawnas Tod hinweg (heute vor einer Woche, sie war 16, hatte eine chronische Abstoßung). Es wird sicher noch einige Zeit wehtun. Aber das gehört wohl dazu als Ergänzung zu der ständigen Unsicherheit, mit der ich persönlich konfrontiert bin.

Heute soll es schneien, das wäre toll! Lasst – das geht an jene, die dieses Semester hier sein werden – von euch hören, wenn ihr wieder in der Stadt seid. Und jene, die nicht hier sein werden: Haltet mich über eure Eskapaden auf dem Laufenden!

Alles Liebe,
Laura

31. Januar 2002

Morgen beginnt der Februar. Am 1. Februar hätte mein Großvater seinen 93. Geburtstag gefeiert. Erst Großvater, dann, am 2. Februar, ist Groundhog Day, der Legende nach guckt an diesem Tag ein Murmeltier aus seinem Bau und kehrt zum Winterschlaf zurück, wenn es seinen eigenen Schatten sieht. Und dann ich. Die russischen Zwillinge, die Tante Judy beinahe adoptiert hätte, waren am 2. Februar geboren. Aber Vera und Nadya, die nun bei ihnen sind, haben im Juli Geburtstag, wie Onkel Jim.

Nach ein paar Tagen in Brown bin ich wieder drin. Es ist länger her, dass ich das letzte Mal eingewiesen wurde. Diesmal wird es hoffentlich nicht so lange dauern. Zwei Nächte, das ist nichts. Aber es ist eine Reise zurück in die Welt des Kampfes gegen die Krankheit, ohne dass es mir dadurch erheblich besser ginge. Joselyn und Michelle sind auf der Station und auch Reynaldo. Eine Leber beziehungsweise zwei Nieren. Jos bleibt stark. Gestern Abend wurde sie in ihrem Disney-

Schlafanzug vom Spielzimmer zu ihrer Infusion gebracht, und die Fünfjährige erklärte: »Fass mich nicht an, fass mich bloß nicht an«, dann ein herzrührender, gut gespielter Seufzer: »Mütter!« Einmal, als offenbar eine der Krankenschwestern ihr die Infusion anlegen wollte, sagte sie so böse wie möglich: »Du bist das hässlichste Ding, das ich je gesehen habe.«

Wenn ich klein wäre, würde ich mich auch mit Worten wehren. Was für ein kluges Mädchen. Sie ist mit einer Abstoßungsreaktion konfrontiert, sie und ihre Mutter.

Mama ist gestern Abend mit dem Zug gekommen, ihr Flugbegleiter-Gepäck im Schlepptau. Abby ist von Providence herübergekommen und strickte an meiner Mütze weiter, als ich sie durch die Glasscheibe und die von Jackie an die »Kidz« aufgemalte Botschaft: »Werdet bald gesund!« auf der 8. Nord sah.

Gestern bestand der Tag aus Fieber und Husten und Erbrechen – ich verbrachte die meiste Zeit im Badezimmer, dann in der Klinik über dem Mülleimer. Einmal habe ich halb daneben gekotzt, ich denke, man sieht es dem Schuh nicht allzu sehr an, wenigstens riecht man nichts. Niedriger Blutdruck, Gewichtsverlust.

»Wie wär's, wenn du hier bleibst?«

»Ich will mich nur hinlegen.«

Die Computertomografie zeigt nichts als Fortschritte, also komme ich auf den zusätzlichen Terminplan für den OP. Heute habe ich von acht Uhr morgens an gewartet, als ich für die Visite geweckt wurde, bis zirka drei Uhr. Gegen sechs kam ich aus dem Aufwachraum zurück.

3. Februar 2002, 12.21 Uhr

Diesen Tag habe ich immer in Ehren gehalten. Ihn habe ich in jedem Kalender angestrichen, ob er einem Freund oder einem Fremden gehörte. Der Februar war der größte Monat überhaupt, und der 3. Februar der größte Tag, und 1981 das beste Jahr, in dem man geboren sein konnte. Und heute, 21 Jahre später, sitze ich in Providence, Rhode Island, in Boxershorts und einem T-Shirt, und weiß nicht, was ich machen soll. Es ist schon in Ordnung, allein zu sein. Ich nehme an, dass ohnehin niemand wüsste, was er sagen sollte. Glück wünschen, was von den meisten erwartet wird, das ist es nicht, das wäre zu einfach. Meine Fingernägel sind blutrot lackiert und drei sind mit Glitzerblumen beklebt.

Freitagabend bin ich Rollerskates gefahren, auf einer kleinen Bahn in Warwick, wo wir sieben Personen, weil wir sonst so gut wie nie auf Skates stehen, sehr aufgefallen sind. Es war mir völlig egal. Ich zog meine Runden, und meine Füße erinnerten sich an frühere Geburtstagspartys und die Schlittschuhlektionen am Rockefeller Center mit Melanie. Ich kreuzte bei jeder Kurve, links über rechts, dann gleiten.

Meine Haare lassen sich gerade eben zu einem winzigen Pferdeschwanz zusammenbinden, ich habe große Kreolen in den Ohren, ein enges Shirt an und möchte am liebsten die Augen zumachen (ich bin aber nicht gut genug, um sie ganz zu schließen). Ich könnte auf diesen Skates überall hinfahren. Ich beschleunige, überhole Kat, benutze Beinmuskeln, deren Existenz ich völlig vergessen hatte, ich huste nicht. Eine Runde nach der anderen, und der Fahrtwind weht mir um die Nase – auch das habe ich bisher nur erlebt, wenn ich im Auto saß. Aber hier endlich diese Brise und der Schweiß und das Gleiten und dieses Wiedererkennen – der Gesundheit. Frei für heute Abend, frei auch morgen, und ich vergesse wundersamerweise, über den Rest der Woche nachzudenken.

Jetzt sitze ich hier, umgeben von Büchern über den Kongress und die Öffentlichkeitspolitik und bedrängt von dem Stress, gnadenlos hintendran zu sein mit meiner Lektüre. »Du hast vier Seminare belegt?«, schallt es mir unisono entgegen. Ein zuversichtliches »Ja« oder ein zögerliches »erst mal« ist meine Standardreaktion.

Heute Abend frage ich mich, was sich im letzten Jahr verändert hat. Ich wünschte mir, ich könnte in den nächsten Monaten noch einmal von vorn anfangen, all die Dinge wieder zurechtrücken, die mich jetzt nur noch an das Schreckliche erinnern, und Wünsche wieder ausgraben, über die ich seit meinem zwölften Lebensjahr nicht einmal nachzudenken wagte. Ich will es. Ich werde nicht herumsitzen und jammern, es reicht. Das ist mein Ziel, mein Geburtstagsvorsatz. In einem Jahr will ich zurückblicken und stolz auf mich sein. Die alte Laura wiedererkennen und das Medizinlehrbuch eingestaubt auf dem Regal wissen.

Javier

Wie geht es Jav? Der Spitzname wird »*Chav*« ausgesprochen. In den späteren Jahren habe ich ihn scherzhaft so gerufen, um klarzustellen: Ich weiß, dass du gar nicht so *tough* bist. Ich habe es glaube ich von Genevieve oder Rechelle übernommen, vielleicht auch von Kristal, sie ist Kinderpsychologin im Krankenhaus.

Ich sagte es heute beim Brunch wie jeder andere, wie viele andere.

»Wie geht es Jav?«

»Hast du es nicht gehört?«

Das reichte. Ich bräuchte nicht weiter zu fragen, aber ich halte mich an die Regeln. »Oh nein. Wann ist er gestorben?«

»Es tut mir Leid, ich dachte, du hättest es inzwischen erfahren.«

Genau dasselbe, was ich zu Daniella Michilli im Park-Avenue-Sprechzimmer von Doktor Ores gesagt hatte. Daniella entkam dem Tod kurz vor Weihnachten in demselben Jahr durch eine Transplantation. Ob sie wohl noch lebt? Sie hatte mich an jenem Morgen nach Gina gefragt. »Ich komme gerade von Ginas Beerdigung«, antwortete ich.

Das ältere Mädchen war schockiert. »Wann ist sie gestorben?«

Ich frage immer nach dem Zeitpunkt, irgendwie scheint mir, wenn ich rekonstruieren kann, wo ich war, während jemand starb, dann meine ich, den Verlust gespürt zu haben. Habe ich an jenem Tag an Jav gedacht? Oder will ich mir weismachen, es ginge mir besser, weil ich seit Ende Dezember nicht mehr mit ihm gesprochen habe?

Javier. Ich war zwölf, als ich ihn kennen lernte. Er gehörte zur Muko-Crew. Eine coole Gang, die überall herumschlich und keine Ruhe gab. Miguel, ihr Anführer, war vor meiner Zeit gestorben, er war der Liebling der Belegschaft. Das Krankenhaus versank für den Rest des August in Stille. Es wurde nie mehr so, wie es gewesen war.

Und Damien, mit dem ich ganz selten geredet habe. Der Sozialarbeiter Winsome hat mir von ihm erzählt, Jahre später, und mich dazu aufgefordert, es nicht beim Wünschen zu belassen. Damien war schon zu krank, als er sich endlich entschloss, seinen Traum wahr zu machen und bis zur Westküste zu trampen. Offensichtlich wollte Boomer Esiason, obwohl er ein Neugeborenes mit Mukoviszidose hatte, nicht Damien treffen. Ich sah Boomer einmal, als er sich mit der Dienst habenden Ärztin der Lungenabteilung, Doktor Quittel, das Krankenhaus ansah. Ich fuhr mit dem Fahrstuhl vom Tee im elften Stock (jeden Mittwoch) herunter, und da war er, blond und groß. Angekommen im achten Stock rannte ich in die 838.

»Nikky, gerade habe ich Boomer Esiason im Fahrstuhl getroffen!«

»Hast du dir ein Autogramm geben lassen?«

»Nein, daran habe ich nicht gedacht.« Ich war eine Niete. Dieses Autogramm hätte Nikky gefreut. Er hatte Diabetes vom Kortison. Nikky Cooley. Er versuchte immer wieder, sein Haar knallrot zu färben, war nur ein Jahr älter als ich und starb wenige Monate nach Damien. Er war mein Schwarm.

Talmisha. Sie starb im gleichen Jahr, an Silvester. Eines von vier Jahren in Folge, in denen ich Neujahr jeweils im Krankenhaus verbrachte. Sie lag im Sterben. Ich wusste es. Sauerstoffbrille, spindeldürre Ärmchen und Beinchen, Fieber. Ich ging jeden Tag hinauf zu ihr. Vielleicht kann ich sie aufheitern, dachte ich. Sie schien sich zu freuen, wenn ich kam, wenigstens tat sie so. Sie erzählte mir, dass die Ärzte ihr immer wieder versicherten, sie würde wieder gesund.

Zeke, der Kleine aus North Jersey, der einen mysteriösen Zwillingsbruder hatte, aber seinen Zucker nicht messen musste, weil er wusste, wie viel Insulin er sich spritzen musste. Er hat uns immer zum Lachen gebracht. Eines Abends kam er mit einem seltsamen Apparat in mein Zimmer. Er hatte drei Telefone aus dem Krankenhaus auseinander genommen und eine Dreier-Gegensprechanlage gebaut. Talmisha wusste nicht, dass ich zuhörte, als er in ihrem Zimmer anrief.

»Diesmal ist es anders«, vertraute sie ihm an. »Es ist nicht in Ordnung. Sie nehmen mir immer wieder Blut ab. Ich habe Angst.«

»Angst« hieß für mich Tod. Mukoviszidose-Patienten haben keine Angst … erst wenn sie vor dem Unbekannten stehen.

Lee, eine der Assistenzärztinnen, die ich sehr mochte, trat in mein Zimmer. Sie führte eine ganz normale Unterhaltung und sagte dann unvermittelt: »Laura, Talmisha ist gerade gestorben.«

Ich brach in Tränen aus, wir spazierten den Flur hinunter, verließen die Station und gingen zur Totenhalle des Krankenhauses, es war ein Feiertag. Später ging ich zu den Stationsschwestern. Cathy, die immer ein Liedchen trällerte, standen die Tränen in den Augen.

Jahre später erfuhr ich von Talmishas älterer Schwester, die ebenfalls Mukoviszidose gehabt hatte, und von Miguels älterer Schwester Loren, auch an Mukoviszidose erkrankt war. Und dann gab es ein Mädchen namens Laura Smith, das Mukoviszidose gehabt hatte. Legenden in den Räumen, in denen ich nun verkehrte. Javier hatte sie alle gekannt.

Einmal kam er herein und hustete Blut. Ich stand am nächsten Morgen an seinem Waschbecken, als die rote Farbe herausquoll. Ich rief die Schwester. Was hatte das zu bedeuten? Würde mir das auch passieren? Ich habe ihn nie gefragt. Er musste so lachen, dass sein ganzer Körper bebte und wie bei den meisten von uns schlug es in Husten um. Er kippte beim Picknick am 4. Juli Wasser über Ginny. Einmal wurde er eingeliefert, als seine Freundin eine Glasvase zerdeppert hatte und ein Splitter in seinem Zeh saß. Es kam zu einem Gerangel im Spielzimmer – das Mädchen schlug auf ihn ein, die Nadel des Ports rutschte heraus, der Notarzt wurde gerufen.

Die meisten Geschichten, die von ihm erzählt werden, bringen mich zum Lachen. Javier hatte ein Tattoo von einem Jungen, der den Mittelfinger zeigt, auf einem seiner Bizeps. Doktor Ores wusste lange nichts davon, aber eines Tages sah sie das Tattoo, lachte und strich ihm über den Kopf. Er konnte sie köstlich imitieren. »Dies ist Celia Orrrrresssss!« Hust, hust, hust. Javier war verheiratet, als er starb.

Ich frage mich, ob er Angst hatte. Genevieve sagte, er hätte sich mit folgender Begründung gegen eine Lungentransplantation entschieden: »Ich bin mit Mukoviszidose auf die Welt gekommen, ich gehe auch mit Mukoviszidose von dieser Welt.«

Mutiger als ich je sein könnte.

Die 8. Nord

Die Station für Organtransplantationen. An den Zugangstüren zu unserem Bereich im achten Stock überall Schilder: Zutritt nur für Berechtigte. Sie sollen Patienten mit gestörtem Immunsystem vor der Begegnung mit unnötigen Keimen bewahren. Oberflächlich betrachtet ist die Station friedvoller als die anderen, auf denen ich bisher viel Zeit verbracht habe. Eine kleine Einheit mit nur acht Betten. Man ist hier eine Niere, eine Leber, ein Dünndarm oder Lungen. Herztransplantationen haben eine Station für sich. Eine Mischung aus Alt und Neu, man kommt direkt nach der Transplantation hierher und hofft, später nie mehr zurückzukommen.

Abends, nachdem Zelda ihren Arbeitsplatz am Empfang verlassen hat, klingelt das Telefon so lange, bis eine der zwei Krankenschwestern Zeit hat. Tags ist eine Frau namens Shawna dafür zuständig, die Namen der Ärzte auszurufen.

Mehrere Abende hintereinander klebte über der Tür zum Badezimmer ein Band mit der Aufschrift »Defekt«, die einzige Möglichkeit, Leute fern zu halten, nachdem Sophie es für mich gereinigt hatte. Eine öffentliche Badewanne, und *ich* bade gern darin? Deswegen wird sie ja geputzt, bevor ich sie benutze. Das Baden ist angenehm.

Selbst als es mir sehr schlecht ging, habe ich in diesem Herbst immer versucht, heißes Wasser auf meine Haut zu bringen. Mich abspülen, in Schaum versinken, vielleicht die Haare waschen. Wenn ich zu müde war, um aufzustehen, genügte es, meinen Kopf anzulehnen. Nachdem ich mir jahrelang die Haare mit Rekordgeschwindigkeit im Waschbecken gewaschen hatte, kam mir dieses Baden wie gerufen. Manchmal helfen mir Freundinnen, das heißt im Wesentlichen, dass sie darauf achten, dass ich beim Einsteigen nicht hinfalle. Manchmal auch meine Mama. Wenn sie das Badewasser einlaufen lässt, ist die Wassertemperatur einfach perfekt, das kann niemand sonst so. Piepser hallen wieder, Clogs klappern über den Flur, eine Durchsage: »So und so bitte zurück auf die 10. Ost, so und so bitte zurück auf die 10. Ost.« Ich war schon vor der Transplantation auf dieser Station. Aber die Geräusche sind weit weg, wenn ich in der Wanne liege.

Mir fällt auf, dass es die Badezimmer und Toiletten sind. Daran merke ich, dass ich zu Hause bin. Die Wohnung in New York, die 10. Süd dort, die Wohnung in Brookline, das Krankenhaus in Boston, das neue Appartement in Providence. Aber in den Studentenwohnheimen habe ich mich nie zu Hause gefühlt, es fehlte das Gefühl von Dauerhaftigkeit und Rückzugsmöglichkeiten. Es gab Badezimmer unten in den Tiefen des Wohnheims für die Erstsemester, direkt neben dem Boiler und voll mit leeren Bierdosen. Aber es war nicht mein Badezimmer. Ich kannte es nicht. Gleichgültig, welcher

Raum auf der 10. Süd oder der 8. Nord, es ist immer dasselbe Gefühl. Abgesehen davon bin ich inzwischen sowieso schon in jedem dieser Räume gewesen.

Betreff: Gesundheitskram
Datum: Mittwoch, 20. Februar 2002 22:07:26 -0500
Von: Laura

Schlechte Neuigkeiten.

Ich bin wieder im Krankenhaus. Ich kam am Montagabend nach einem zweitägigen Besuch in New York (bei dem es mir nicht so toll ging) an. Ich wachte an dem Morgen mit Fieber auf und hustete ungefähr eine Tonne Schleim ab und landete schließlich in der Bostoner Notaufnahme. Heute wird eine Lungenspiegelung gemacht, um zu sehen, woher die Flüssigkeitsansammlungen im rechten Lungenflügel kommen, die Spiegelung von Speiseröhre und Magen habe ich schon hinter mir, mit Biopsien in beiden Organen, um die Ursache für den verschlechterten so genannten Reflux herauszufinden. Und irgendetwas stimmt mit den roten Blutkörperchen nicht … ich habe viel zu wenige, deutlich im anämischen Bereich.

Die Ergebnisse von Biopsie und Kulturen liegen erst in ein paar Tagen vor, aber sie haben entdeckt, dass der Stent im rechten Hauptbronchus verrutscht ist und den Eingang zum mittleren Lungenlappen blockiert, in dem die Lungenentzündung festgestellt wurde.

Eine zweite Lungenspiegelung ist für Freitag angesetzt (exakt in zwei Tagen). Sie wird im Beth Israel vorgenommen, und danach werde ich wieder hierher zurückgebracht. Ich werde wohl so lange hier bleiben müssen, bis sie die Dinge auseinander dividiert haben, was für was ursächlich ist usw. Ich nehme außerdem zwei neue Antibiotika und deswegen geht es mir schon ein bisschen besser. Ich war im College, obwohl es mir nicht gut ging, also es wäre toll, wenn ihr mich über alles auf dem Laufenden hieltet.

Meldet euch!
Laura

Betreff: Ein langer Tag!
Datum: Freitag, 22. Februar 2002 20:50:00 -0500
Von: Laura
An: Eine Freundin
Heute Lungenspiegelung Numero 2 gehabt, nicht der Stent ist demnach verrutscht, nur ein paar Drähte haben sich gelöst und hängen runter, das hat die Lungenentzündung also nicht verursacht.
Der Stent selbst ist sogar genau da,

wo er hingehört, und das Gewebe um ihn herum wächst usw. Mir war klar, dass ich mich kurzatmiger gefühlt hätte, wenn er sich tatsächlich bewegt hätte. Aber ich widerspreche natürlich nicht, wenn sie es anders gesehen haben wollen.

Mein Arzt ist diese Woche nicht da, kommt am Montag zurück. Dann werden Geschichten wie chronische Anämie, Reflux und intravenöse Heimtherapie besprochen werden. Trotzdem war ich heute völlig entmutigt. Ich wurde mit dem Krankenwagen ins Beth Israel gebracht und wieder dort abgeholt, musste lange warten und war hungrig und schlecht gelaunt wegen dieses blöden Diabetes und dem Fasten … ich habe so langsam die Schnauze voll.

Heute habe ich es beobachtet. Klar, Narkose und eine geschwollene Kehle von dem starren Bronchoskop heben nicht eben die Stimmung, und wenn ich eineinhalb Stunden warten muss, damit man mich auf die andere Straßenseite bringt, ist das auch nicht so toll. Ich befürchte allmählich, dass das der Auftakt zu einer neuen Periode häufiger Krankenhausaufenthalte ist und dass nur die Probleme andere sind. Und Shawna ist fort und Javier gestorben und Joselyn, das kleine Mädchen, das ungefähr gleichzeitig mit meiner Operation eine neue Leber bekam und dem es nicht gut ging … es ist alles ziemlich viel. Manchmal scheint es zu viel zu sein. Und ich merke, dass ich zunehmend um Medikamente bitte. Könnt ihr mir nicht mehr Benadryl geben, damit ich bis zur Lungenspiegelung schlafe? Letzte Nacht konnte ich nicht einschlafen – könnte ich bitte mehr Trazodon haben? Früher habe ich Schlaftabletten gehasst und sie nicht nehmen wollen, sagte, ich bräuchte sie nie, und jetzt bettele ich darum. Ich akzeptiere immer mehr, und das macht es noch schlimmer.

Das sind Nachtgedanken …
Laura

Betreff: Die letzten Tage
Datum: Donnerstag, 28. Februar 2002 18:11:27 -0500
Von: Laura
An: Eine Freundin

Ja, meine letzten Lungenfunktionswerte liegen bei 102 Prozent, es gibt also auch gute Nachrichten.

Hoffentlich bleiben sie vorläufig so hoch! Ich glaube, ich habe diese Lungenfunktionswerte unverändert seit zwei Wochen … Ich wusste, dass ich mit diesen blöden 92 krank war, hihi, nie gedacht, dass ich so was sagen würde!

Leider sind die Ängste kaum auszuhalten. Ich habe immer noch Panikattacken. Ich habe in den letzten Tagen häufiger mit Doktor Burr gesprochen als während des ganzen Herbstes. Egal, sie haben mich auf etwas langfristiger Wirksames als Lorazepam umgestellt, man nimmt es nur zweimal am Tag, fängt mit C an und ist ein Benzol. Ich werde das schwerste Seminar entweder aufgeben oder mitschneiden lassen – das Seminar über den Kongress. Es macht mich fertig, aber es geht nicht anders. Jedenfalls im Augenblick habe ich keine Chance, mit meiner derzeitigen Arbeitslast das Semester durchzustehen, und ich kann die Arbeit auch nicht gut machen, es ist eine Schande. Natürlich komme ich mir wie eine Niete vor, wegen der ganzen Angst und weil ich die Seminare sausen lasse, aber ich weiß, dass ich es tun muss. Meine Mama ist für ein paar Tage hier bei mir in Providence, bis wir diesen Zyklus durchbrochen haben, der anfing, als sie mir die Heiminfusion Lorazepam verweigerten, als ich die erste Panikattacke hatte – diese schlechte Ärztin … hoffentlich gerate ich nie wieder an die!

Laura

Betreff: Re: Gesundheitskram
Datum: Samstag, 2. März 2002 21:37:53 -0500
Von: Laura
An: Eine Freundin

Bin letzten Dienstag aus dem Krankenhaus entlassen worden, muss noch sechs Infusionen zu Hause machen, aber mir geht es jetzt viel, viel besser, ich kann dir gar nicht sagen, wie viel. Längst nicht mehr so verschleimt wie vorher, und der Appetit ist endlich zurück. Wurde auch Zeit, ich wiege nur noch 41 Kilo! Es war schon eine schwierige Zeit, seit ich aus dem Krankenhaus heraus bin, hatte in den ersten Tagen immer noch Angstattacken. Jetzt bekomme ich andere Medikamente (Clonazepam oder so ähnlich statt Lorazepam) und das hilft gegen diese Anfälle. Allerdings sind wir noch dabei, meine Antidepressiva umzustellen, und das bedeutet, noch eine Zeit lang abzumagern, und deswegen bin ich extrem launisch.

Ich kann nicht damit umgehen, dass ich derzeit überhaupt keine Pläne habe, es ist noch nicht einmal klar, was ich heute Abend mache. Es ist mir einfach nicht möglich, mich zu konzentrieren, wenn ich allein bin. Ich bin vor allen Dingen deprimiert. Das alles ist einfach

Teil des Ganzen, denke ich. Ich kann schätzungsweise nicht einfach ignorieren, was tief in mir drinnen abgeht. Ich bin einfach zu erschöpft, um damit irgendwie umgehen zu können. Das ewige Warten und die Unsicherheit der zurückliegenden siebeneinhalb Monate haben mich so weit gebracht. Es macht mich traurig, wenn ich an all die Möglichkeiten denke, die ich im Moment einfach nicht wahrnehmen kann. Aber auch das wird irgendwann ein Ende haben, ich stehe das schon durch. Es ist so schlimm mit mir, dass meine Mama von NYC zu mir gekommen und immer noch hier ist. Heute Abend übernachtet sie in einem Hotel statt in meinem Appartement. Hoffentlich stehe ich die nächsten Nächte durch … schwer ist es auch deswegen, weil die meisten Leute mitten in den Prüfungen stecken und deswegen ziemlich intensiv arbeiten, sollte ich eigentlich auch, aber ich will einfach nur den Kopf von all dem frei kriegen. Gestern Abend war es trotzdem sehr lustig. Heute Abend gehe ich bestimmt auch noch aus, so weit kriege ich mich schon noch.

Sorry, dass ich kein Ende finde, manchmal passiert das, wenn ich erst einmal angefangen habe zu tippen.

Hoffe, alle sind wohlauf …
Laura

Emotionale Ausschläge

Es fing im November an, auch wenn ich es dem Neurologen damals nicht geglaubt hatte. Er behauptete, das unkontrollierbare, seltsame Zittern käme vom Stress.

»Werden Sie psychologisch betreut?« Sein Tonfall klang in meinen Ohren anklagend.

Natürlich komme ich mit allem klar, warum sollte mein Körper physisch auf Gefühle reagieren? Aber alle neurologischen Tests wurden durchgeführt: CT und Ultraschall vom Kopf und zwei EEGs. Sie kleben dir ungefähr 28 Elektroden auf den Kopf und beobachten die Gehirnströme während eines Tremors. Ich wurde zur Sehenswürdigkeit. Damals lautete die herrschende Lehrmeinung, das Zittern sei ein Ergebnis aus der Kombination von all den Medikamenten, die ich einnehme. Ein pharmakologisches Puzzle. Nur dieser eine Neurologe vertrat eine andere Auffassung. Und tatsächlich wurde das Puzzle nie gelöst, geringe Dosen Lorazepam halfen und andere medizinische Probleme drängten sich in den Vordergrund. Im Rückblick weiß ich, die Attacken damals waren die ersten Anzeichen, dass meine Gefühle sich anschickten, den Schutzwall stoischer Gelassenheit zu durchbrechen. Und alle (das Krankenhauspersonal) dachten, ich käme so gut damit zurecht.

Die Angst überwinden

Ich bin in der Bronx an der Kreuzung von East 174th und Westminster Avenue auf dem Rückweg nach Brown nach einem Besuch bei meiner Großmutter in Riverdale, die dort ein Haus hat. Ich fahre zur Sunoco-Tankstelle, um nach dem Weg zu fragen. Statt der üblichen Route über den Bruckner Expressway über Deegan auf die 95 bin ich über die Madison Avenue Bridge zum Cross Bronx Expressway gekommen und habe mich total verfranzt, so total, dass ich bezweifle, dass ich je wieder über die Hochstraßen, die sich durch die New Yorker Vororte schlängeln, allein herausfinde.

Ich halte neben einer Zapfsäule, löse den Sicherheitsgurt, drücke das Knöpfchen in der Tür für die Verriegelung, werfe die Tür zu und renne in das Fast-Food-Restaurant neben der Tankstelle, um den Mann am Schalter nach dem Weg zu fragen. Er deutet auf die Schilder, die zur 95 führen – wahrscheinlich verirren sich hier ziemlich viele Leute. Ich renne zurück zum Wagen, will zurück ans Steuer, zu meiner Musikkassette, zu den Gedanken an das Wochenende zu Hause in New York. Und dann merke ich, was ich angestellt habe: Der Schlüssel steckt im Zündschloss und die Tür ist abgeschlossen.

Ein Mann, der schräg gegenüber von mir tankt, sagt, er habe viele Freunde ganz in der Nähe, die das Auto öffnen könnten, und er würde mir einen herschicken. Nach einer halben Stunde gebe ich das Warten auf, gehe zu einer Telefonzelle in der Nähe und rufe den Automobilklub. Ein Schlosser wird in einer Stunde hier sein.

Also führe ich noch ein paar Telefonate, rufe Leute an, deren Nummer ich im Kopf habe. Mama will wissen, in welchem Teil der Bronx ich feststecke. »Na prima«, ist ihr Kommentar. Ich gehe zurück zum Auto, sehe den Taxifahrern zu, die zum Tanken an die Zapfsäulen fahren, und dann fängt es an. Mein rechter Arm zittert. Zunächst nur ganz leicht, dann wird es stärker. Das rechte Bein beginnt zu zittern, dann beide Beine. Ein Außenstehender würde denken, dass mir kalt sei. »Ja, der Mantel ist auch im Auto eingeschlossen.« Aber ich weiß es. Ich weiß, das ist ein Anfall, und wenn der sich auswächst, ende ich in irgendeinem Krankenhaus. Das macht mir noch mehr Angst, ich will nicht wildfremdem Personal in die Hände fallen, das mit meiner Krankengeschichte nicht vertraut ist. Ich fange damit an, mir selbst gut zuzureden: »Du schaffst es. Das wird schon wieder.« Diesen Kampf wirst du gewinnen. Hab keine Angst. Ein Singsang im Kopf, um mich selbst zu motivieren und zu beruhigen. »Entspanne dich, entspanne dich, alles wird gut.« Ich laufe herum, will noch ein paar Freunde anrufen, aber meine Hand zittert so stark, dass ich kaum die Nummern eintippen kann. Mit der Zeit bekomme ich schließlich wieder die Oberhand. Ich überwinde die Angst. Das ist das erste Mal, dass ich es so mache. Ich rede mit dem Russen, der hinter der Glasscheibe kassiert und mir erzählt, dass man es ihm von seinem Gehalt abzieht, wenn er nicht aufpasst und ein Kunde wegfährt, ohne zu bezahlen. Dass sein Englisch, obwohl er schon drei Jahre in New York wohnt, nicht so gut ist. »Aber Kinder können gut.«

Der Schlosser beweist, wie leicht man in mein Auto mit den richtigen Geräten einbrechen kann, aber zum Glück hat mein Vater im Lauf der Jahre so viele Beulen hineingefahren, dass es sich gar nicht lohnt, diesen Wagen zu klauen. Ich unterschreibe auf einem Stück Papier, meine Hand zittert immer noch ein bisschen, ich finde meinen Weg zurück zur 95 und fahre.

»Achtung Bodenwellen«

Ich habe das Straßenschild an Silvester in einem Antiquitätenladen in Manchester, Vermont, gesehen und musste es einfach kaufen. Es ist die aktuelle Definition meines Lebens. Eine Bodenwelle zwingt ein Auto zum Abbremsen, manchmal so stark, dass die Tachonadel fast auf null steht, aber es hält nicht endgültig an. Genau das ist die Angst – eine Reihe von Bodenwellen. Ich betrachte sie nicht als eine Warnung, sondern als ein Hindernis, eine Serie kleiner Hindernisse. Jeder Anfall ist ein neuer Versuch der Angst, mich zu beherrschen. Jedes Überwinden der Angst gleicht dem Auto, das auf der anderen Seite der Bodenwelle wieder herunterfährt. Die Hoffnung: eine Straße finden ohne Bodenwellen.

In meinem Kopf

Ich weiß nicht genau, warum die Panikattacken angefangen haben. Ich nehme an, dass das Krankenhaus jetzt für mich mit extremer Angst besetzt ist. Dieser Herbst war gespickt mit traumatischen Erlebnissen, und mit der Ungewissheit im Zusammenhang mit medizinischen Problemen kann ich ganz schlecht umgehen. Es ist schrecklich, wenn ich lange auf eine Behandlung warten muss. Ich bin wahrscheinlich einfach vollkommen erschöpft. Aber in Wirklichkeit hat es nicht viel mit mir zu tun. Dass ich anfange zu zittern, ist keine bewusste Entscheidung, auch nicht, dass ich heule und mich über mein Leben aufrege. Ich trage jeden Tag schwer an der Schuld, dass meine beiden jüngeren Freundinnen in diesem Herbst nach einer Transplantation gestorben sind und auch all die anderen Freunde. Ich habe bisher alles überlebt, habe es bis hierher geschafft, insbesondere nach dem November, als ich dem Tod noch einmal von der Schippe gesprungen bin, und sie hatten nicht so viel Glück. Ich verstehe nicht, warum ich nicht einfach akzeptieren kann, wo ich stehe, und damit zufrieden sein kann.

Warum sollte ich mich darüber ärgern, dass einfach jedes Essen, das ich gern esse, den Reflux verstärkt? Warum sollte ich mich darüber aufregen, dass ich seit zwei Monaten Antibiotikainfusionen bekomme? Das ist kein Unterschied zu früher. Vor drei Monaten war alles, was ich hoffen konnte, zu überleben. Aber jetzt will ich einfach mehr, das ist normal. Alles hat sich angestaut, jetzt muss ich loslassen. Das steht hinter dem Zittern. Vielleicht ist ein kleiner Teil des Zitterns auch dafür nötig, dass mein Körper sich so akzeptiert, wie er jetzt eben ist, um an den Punkt zu gelangen, an dem Veränderung etwas Positives ist.

Es ist Sonntagabend, auf der Transplantationsstation liegen so wenige Patienten, dass nur ein Krankenpfleger Dienst hat. Das ist ein zu Bevormundung neigender Mann aus Boston mit heftigem Akzent. Wir machen Witze darüber. Ich nehme die übliche Menge Schlafmittel (2 Milligramm Lorazepam und 50 Milligramm Trazodon). Aber nach etwa 20 Minuten fängt mein rechter Arm an zu zittern, zunächst nur ein kleines bisschen, dann zunehmend heftiger. Ich klingele den Pfleger herbei. »Ich brauche mehr Lorazepam, damit dieses Zittern aufhört.«

»Aber Kindchen, du hast doch gerade erst welches genommen, du kannst einfach nicht mehr kriegen. Du hörst sonst noch auf zu atmen.«

Okay. Er ist der Pfleger.

Aber es wird nicht besser. Ich klinge wieder und verlange nach der Dienst habenden Ärztin. Sie kommt erst zu mir, nachdem sie mehrere Einlieferungen von Lungenpatienten abgewickelt hat. Zu diesem Zeitpunkt ist das Zittern ganz schlimm geworden, mein Kopf, ein Bein, ich schluchze, ohne dass ich irgendetwas dagegen tun könnte. »Ich brauche Hilfe, warum schaut denn keiner nach mir?«

Ich rufe meinen Vater an, er kommt ins Krankenhaus und droht, höchstpersönlich den für Lungenfälle zuständigen Notarzt anzurufen, wenn ich nicht mehr Lorazepam bekomme. Sie verabreichen es mir nicht einmal intravenös, sondern als Tablette, und das dauert 45 Minuten, bis es endlich wirkt. Das Zittern geht weiter, das Weinen geht weiter. »Ich brauche jetzt etwas!« Außer meinem Vater ist es allen vollkommen egal. Und vielleicht versteht noch nicht einmal er, was ich durchmache. Ich bin physisch nicht in der Lage, die emotionale Reaktion meines Körpers zu kontrollieren, das Zittern ist vielleicht ein Weg, auf dem alles herausbrechen kann, der ganze Ärger und die Frustrationen und die Angst.

Meine psychiatrische Ärztin, Doktor Burr, ist am nächsten Morgen stinksauer. Sie erzählt mir, das Schlimmste, was man bei einer Panikattacke machen kann, sei, sie hinauszuzögern – und genau das ist in der letzten Nacht geschehen.

Am selben Abend habe ich die nächste Attacke. Ich kann nicht still sitzen, fühle mich nicht wohl in meiner Haut und, das Zittern quält meinen Körper wie ein langes Workout. Der Oberarm schmerzt, das ist wirklich kein Leben. Aber an diesem Abend sind beide Eltern hier. Camilla ist die zuständige Nachtschwester, und ein anderer Arzt hat Dienst. Statt sich von einer erfahrenen Krankenschwester beeinflussen zu lassen, ruft Papa Doktor Burr an, die ihm gesagt, er solle intravenös Lorazepam spritzen. Sobald es wirkt, fühle ich mich wieder wie ich selbst, kann mich entspannen, kuschele mich ins Bett wie in einer kalten Winternacht. Ich fühle mich geborgen. Meine größte Angst im Zusammenhang mit einem Tremor ist nicht, dass ich sterben könnte, sondern dass ich mich verliere.

Panik

Ich werde Zeugin eines »Vorfalls« auf dem Campus. Offene rassistische Verfolgung eines schwarzen Studenten, die Polizei zwingt ihn auf den Boden, nur weil er sich weigerte, seinen Ausweis zu zeigen. Da sitzt er, gefesselt mit Handschellen, im Dreck direkt neben einem der ältesten Gebäude auf dem Campus, und schreit: »Warum muss ich meinen Ausweis zeigen? Was ist mit all den andern, die hier herumlaufen? Es ist nur, weil ich schwarz bin. So eine Scheiße!« Er hat nichts anderes getan, als über den Campus zu laufen. Nachdem die Polizei ihn und seinen Freund weggebracht hat, fängt das Zittern an.

Ein Freund, Hentyle, kommt um die Ecke. Ich schreie zu ihm hinüber, der linke Arm zittert, das linke Bein zittert. Ich erzähle ihm, der hier die Aufsicht führt, wie furchtbar die Szene war. Und sie war wirklich furchtbar. Ich weiß, dass das Tag für Tag passiert, aber wenn ich jemanden dabei beobachte, wie ihn eine fremde Gewalt überwältigt, dann erinnert mich das an meinen eigenen Kontrollverlust. Ich werde des Zitterns nicht Herr. Die Sorge in Hentyles Augen wächst, er und ein paar andere bringen mich zu einem Stuhl. Jetzt zittert mein ganzer Körper und fragt: »Warum?« Warum er, warum ich, warum überhaupt jemand? Mir ist schwindlig, mein Blick geht in weite Ferne, und ich selbst entferne mich innerlich immer weiter von den Freunden, die nach wie vor miteinander reden. Ein Uniangestellter bekommt es mit der Angst zu tun und ruft die Ambulanz.

Doch meine Angst verstärkt sich, als der Krankenwagen eintrifft. Sie kennen meine Krankengeschichte nicht, sie verstehen überhaupt nichts. Selbst der Arzt ist verwirrt. Ich will nicht in das Krankenhaus. Ich will nur, dass es aufhört. Ich weigere mich, mitzugehen, verlange, dass sie mit Boston Kontakt aufnehmen. Heule vor lauter Verzweiflung. Kein Krankenhaus, bitte, bitte kein Krankenhaus. Trotzdem steht das Zittern im Vordergrund, nicht die Hysterie. Im Brown Daily Jolt, einem anonymen Internetforum, nennen sie mich das »zitternde Mädchen«.

Abby fährt im Krankenwagen mit. Die Sirene heult: Ich lächele. Abby sagt, ich würde wie eine Art Teufel ausschauen, oder wie eine Katze, die ein Steak vom Esstisch stehlen will. Ich mag das Geräusch von Sirenen. Wir kommen im Krankenhaus an, und ich sage immerzu: »Das sagt man nicht zu einer Person mit einer Angststörung, das sagt man nicht zu einer Person mit einer Angststörung.« Und dann: »Ich muss mit einem Arzt sprechen, man darf Menschen mit einer Panikattacke nicht warten lassen! Hört auf, mir Fragen zu stellen, das darf man nicht machen mit einer Person, die eine Angststörung hat. Ich brauche Lorazepam. Gebt mir Lorazepam.« Ich war seit meiner Geburt ein ziemlicher Sturkopf.

Bin ich inzwischen drogenabhängig?

Sie spritzen direkt in meinem rechten Arm. Autsch. Aber dann endlich die Erlösung. Nach 20 Minuten ist der Marathon vorbei, das Zittern hat aufgehört. Hentyle und Abby und Hannah und Nyla und Chris rotieren. Hentyle und Abby bringen mich nach Hause. Das war die kürzeste Notaufnahme, die ich je erlebt habe. Bis Montagabend. Es geht wieder los. Ich rufe Ali an, bitte sie, zu mir zu kommen, und sie hört schon an meiner Stimme, was Sache ist. Sie kommt zu mir, unsicher, weiß nicht, wie sie mir helfen kann. Ich lege mich aufs Bett, sie streichelt meinen Rücken, aber das hilft nicht. Schließlich bin ich damit einverstanden, ins Krankenhaus zu gehen. Wir nehmen ihre Schwester Brooke mit und fahren wieder ins Haspro, das hiesige Kinderkrankenhaus. Das

Zittern ist unkontrollierbar, läuft von den Schultern durch die Arme, auch mein Kopf ist ein bisschen betroffen. Als ich auf der Bahre liege, zuckt auch noch das rechte Bein. Ich bekomme Lorazepam und entspanne mich allmählich, obwohl es diesmal nicht so schnell geht. Der Arzt fragte: »Ihre Lungenfunktionswerte sind so gut, wovor fürchten Sie sich nur so?« Damals fasste ich das als Beleidigung auf, fühlte mich genötigt, mich zu rechtfertigen. Es ging uns allen so – Abby war inzwischen eingetroffen. Sie war im Unterricht gewesen, als die Attacke anfing.

Jetzt, ein paar Wochen später, weiß ich, dass er nur helfen wollte. Er wollte mir zeigen, dass man meine jetzige Situation auch anders sehen kann. Ich versuche, dahin zu kommen, ich versuche es wirklich.

Frühlingsbeginn …

Aber es liegt Schnee. Ein normaler Besuch in der Klinik. Blutwerte, Lungenfunktionswerte und eine Röntgenaufnahme. Die Lungenfunktionswerte sind um acht Prozent gesunken, aber wer könnte sich über 99 Prozent beschweren? Dann muss ich ins Haus 5, sitze diesmal in Raum 7. Das Gespräch findet direkt anschließend statt. Ich habe knapp zweieinhalb Kilo in zwei Wochen abgenommen, warum? Reflux, Nebenhöhleninfektion, Angst und Depression, Magenschmerzen und ein hoher Blutzuckerspiegel, was bedeutet, dass ich viele Kalorien über den Urin ausscheide. Es ist multifaktoriell, wie wir in der Medizin sagen. Und die Aussichten sind gut, dass ich weiter abmagere, bis auf ein Nichts zusammenschrumpfe, statt wie jetzt gerade noch in Kleidergröße 36 zu passen, auch wenn es etwas locker sitzt, eine neue Lungenentzündung zu bekommen und dem nichts mehr entgegensetzen zu können. Ich habe Shawna vor den Augen, Shawna, kurz bevor sie starb, ihr dünner Körper war so schwach, wir alle sagten, wenn ihre Ernährung nur besser gewesen wäre. Und jetzt geht es mir genauso, und ich will und ich brauche Hilfe.

Die Magensonde sieht wie ein Knopf aus. Ich hatte das schon öfter. Ich habe es gehasst. Du empfindest sie stärker als Fremdkörper als einen zentralvenösen Katheter unter der Haut. Sogar fremder als Lungen, die nicht deine eigenen sind. »Um eine Magensonde hat uns wirklich noch kein Patient gebeten.« Was hat das zu bedeuten? Habe ich mich so sehr in meine Angst eingesponnen, dass ich nicht mehr klar denken kann? Nein. Ich spüre ganz deutlich die Notwendigkeit. Warum sollte ich warten, bis ich noch mal vier Kilo abgenommen habe? Das wäre absurd. Warten ist kalter Kaffee. Lass es uns angehen, lass uns aktiv sein, machen wir, dass es mir gut geht, bitte.

Betreff: Update
Datum: So., 31. März 2002 18:07:05 -0500
Von: Laura
An: Klassenkameradinnen von der Highschool

Hier also das Neueste: vorgestern wurde ich erfolgreich künstlich ernährt, gestern dann sind die ernsten Eingriffe gut gelaufen … und heute war ich endlich richtig auf dem Klo, also wird es mir heute Abend hoffentlich viel besser gehen, und ich werde nicht solches Bauchweh haben. Die Panikattacken haben nachgelassen, seit ich die dreifache Operation hinter mir habe (Polypen und Eiter aus den Nebenhöhlen entfernt, Magensonde, Lungenspiegelung mit *negativer* Biopsie, was die Abstoßungsreaktion betrifft! Yeah, jetzt bin ich beim Prednisolon runter auf 10 Milligramm). Die Panikattacken sind im Krankenhaus am schlimmsten, sie haben wahrscheinlich auch eine posttraumatische Seite. Doktor Burr ist diese Woche nicht da, aber Doktor Beesley kümmert sich um mich, sie ist toll, ich mag sie wirklich genauso gern. Wie war deine Woche, was machst du am Wochenende?

Wahrscheinlich muss ich nur bis morgen im Krankenhaus bleiben (drückt mir die Daumen!), dann fahre ich zurück nach Providence und in die Schule. Hab den guten alten Doktor Brown in der Cafeteria getroffen (er ist für die therapeutische Radiologie verantwortlich), und er blieb stehen und wollte hören, was es Neues gibt. Ich mag Ärzte, die sich auch dann um einen kümmern, wenn sie gerade nicht mit einem befasst sind. Gestern Morgen erzählte Doktor Lillehei (der Arzt, der mich operiert hat), dass seine halbwüchsigen Kinder zu Hause noch schliefen, und ich sagte, das sei nicht fair und dass er sie wecken solle (es war halb neun), und er sagte, dass ich wohl gern Streit vom Zaun bräche, und ich war schwer versucht, »Sie auch« zu sagen. Denn es war ein Kampf, bis die Magensonde an Ort und Stelle war, dann wurde die Nahrung zugeführt, und dann wurden die Perzentile abgeglichen, und plötzlich merkten alle, wie untergewichtig ich in Wirklichkeit war. Zahlen.

Und heute Morgen genossen meine Eltern und ich geräucherten Lachs zum Osterfrühstück …

Also frohe Ostern an alle, die es feiern, und an dich, Rebecca, nachträglich noch ein schönes Passahfest! Sorry, dass ich dieses Jahr keine lustige Matzoh-Karte geschickte habe … Ich gelobe Besserung. Gestern habe ich mir *Star Wars* angesehen, und wisst ihr, was Yoda, dessen Poster hinter meinem Bett hängt, gesagt hat, als Luke Skywalker meinte: »Also gut, ich versuch's mal«? Yoda erwiderte: »Nein!! Versuch's nicht. Mach's oder lass es, aber es bloß versuchen gibt's nicht.«

Obladi oblada life goes on rah lalalala life goes on …

Alles Liebe,
Laura

Morgenroutine

»Guten Morgen«, sagt die CD in dem Wecker Marke Traummaschine. Den haben mir mehrere Freunde gemeinsam zu meinem 21. Geburtstag geschenkt. Liege in einem Kissenberg, starre an die Decke, an die Bilder, die an der Wand hängen, motiviere mich. Setze mich auf.

Lese die Zahl ab, wie viel Nahrung mir im Lauf der Nacht über die Sonde in den Magen gepumpt wurde. Gestern Abend lag die Rate bei 70 und jetzt lese ich 700 Kubikzentimeter, die durchgeflossen sind. Ich mache Fortschritte, 700 Kubikzentimeter, das sind drei Dosen Formula. Seit der Schlauch in meinen Magen gelegt wurde, sind erst einige Wochen vergangen. Es dauert eine Weile, bis die Nahrungsaufnahme steigt. Schalte die Pumpe aus. Die Ernährung im Wachzustand vertrage ich nicht, dabei habe ich einen ständigen Brechreiz. Morgens bin ich dann satt, deswegen frühstücke ich nicht. Schließlich habe ich 1 300 Kalorien zu mir genommen, während ich geschlafen habe. Mein Verdauungstrakt würde wohl gern noch ein Nickerchen halten.

Ich nehme fünf Enzyme, um die nachts aufgenommene Nahrung zu verdauen. Schlucken. Die nehme ich jedes Mal, wenn ich esse, grau-gelbe Tabletten. Sie heißen Ultrase MT20. Da Medikament enthält Amylasen, Lipasen und Proteasen. Die Stoffe übernehmen die Verdauung, weil meine Bauchspeicheldrüse nicht funktioniert. Auch vor der nächtlichen Nahrungszuführung nehme ich abends fünf von diesen Tabletten.

Die Vitalfunktionen kommen als Erstes dran. Der Blutdruck wird mit einem automatischen Messgerät gemessen. Man drückt auf Start, und es bläst sich auf, dann fällt der Druck. Ich versuche, gleichzeitig die Temperatur zu messen.

Die Werte schreibe ich in den Ordner, den mir Louella im August verziert hat. Meine Charts für zu Hause.

Dann ist der Blutzucker dran. Ein kleiner Piks, ein kleiner Tropfen Blut vom Finger auf den Teststreifen mit dem Akku, der ihn aufsaugt wie ein Vampir, und er ist ja auch eine Art Vampir. Vierzig Sekunden warten, bis das Ergebnis ausgeworfen wird. Ergebnis aufschreiben.

Ich halte meinen Finger in ein Gerät, das den Puls und die Sauerstoffsättigung misst. Es tut nicht weh, piepst im Rhythmus meines Herzens und erzählt mir, wie viel Sauerstoff in meinem Blut gebunden ist. Ergebnis aufschreiben.

Zuletzt benutze ich den Heim-Spirometer. Das ist ein Gerät, in das ich so kräftig und so lange, wie ich kann, hineinblase, und das mir anschließend zeigt, wie viele Liter Luft ich pro Sekunde ausatme, ein Lungenfunktionstest für zu Hause. Er ist natürlich nicht so genau wie ein Test mit den Geräten im Krankenhaus, die mehrere Millionen Dollar kosten, aber auf diese Weise kann ich meine Lungenfunktion immer kontrollieren. Solange keine dramatischen Schwankungen auftreten, weiß ich, dass keine akute Abstoßungsreaktion vorliegt. Auch diese Ergebnisse schreibe ich in meinen Ordner.

Außerdem notiere ich hier jedes Zipperlein, das mir einfällt, denn bei jeder Einlieferung ins Krankenhaus sieht die koordinierende Krankenschwester oder Doktor Waltz den Ordner durch. Zuklappen, ich bin fertig. Ich lege ihn in eine der beiden Schubladen, die mein Vater mit seinem Freund zusammen für mich gebastelt hat. Sie passen unter das Bett und ich bewahre in der einen mein ganzes Equipment, in der anderen meinen Vorrat an Tablettenschachteln auf.

Es ist 9 Uhr morgens. Zeit, die Tabletten zu nehmen. Im Krankenhaus ist es auf der Transplantationsstation die Zeit, in der die Krankenschwestern am meisten Arbeit haben. Alle

Patienten müssen ihre Pillen gleichzeitig bekommen. Ich besitze einen Tabletten-Organizer, wie ihn viele ältere Menschen haben. Einmal die Woche fülle ich ihn auf, als würde ich wieder Mancala spielen wie in der dritten Klasse. Mancala ist ein afrikanisches Brettspiel, das wir bis zum Exzess gespielt haben.

Cellcept. T-Zellen-Hemmstoff. Gräulich hellrot. Der Name sagt, was das Medikament bewirkt, die Dosis steht auf der Packung. Schlucken.

Vier kleine glänzende Dragees: FK506. Sie sind klein, schützen mich aber höchst wirksam, es handelt sich um das wichtigste Immunsuppressivum. Alle vier auf einmal hinunter.

Die Immunsuppressiva führen zu hohem Blutdruck, dagegen nehme ich eine dunkelrosa Tablette namens Procardia XL mit dem Wirkstoff Nifedipine. (Direkt nach der Transplantation musste ich doppelt so viel Procardia schlucken und zusätzlich ein weiteres Medikament zur Blutdrucksenkung, Enalapril.) Schlucken.

Dann das Prednison, das dritte die Immunabwehr künstlich unterdrückende Mittel im Cocktail. Direkt nach der Transplantation nahm ich jeden Morgen 50 Milligramm. Jetzt muss ich nur noch 10 Milligramm nehmen, also eine von diesen weißen Pillen, in deren Ober- und Unterseite DAN eingeprägt ist. Als die Dosis höher lag, wurde mein Gesicht rund wie das von einem Erdhörnchen. Mich schaudert jetzt noch, wenn ich Bilder von mir aus dem Herbst sehe, obwohl es eigentlich nur ganz kurze Zeit so richtig schlimm aussah. Schlucken.

Nexium, die neue Purpurpille, wie sie im Fernsehen beworben wird, mildert den Reflux. Früher nahm ich zweimal täglich Prilosec, jetzt nur noch diese eine am Morgen. Schlucken.

Ursodiol, eine rosa-weiß gestreifte Kapsel, die die Leberfunktion unterstützt. Habe ich schon vor der Transplantation genommen. Schlucken.

Celexa. Versucht, mich bei Laune zu halten. Eine von diesen Tabletten genügt, mattweiß, ohne Ummantelung. Schlucken.

Die grüne Tablette ist Clonazepam, eine Art Tranquilizer. Verhindert die schlimmsten Panikattacken. Schlucken.

Und seit ein paar Tagen kommt Clarinex dazu, gegen Allergien, hellblau. Schlucken.

Dazu gibt es noch Vitaminpräparate. Wer Mukoviszidose hat, kann fettlösliche Vitamine – Vitamin A, D, E und K – nicht so gut aufnehmen. Eine kleine, rote Multivitamintablette. Schlucken.

Kleine, gelbe, nicht ummantelte Pille mit Vitamin K. Sie ist rund. Schlucken.

Vitamin E steckt in einer eiförmigen, gelblichen, mit Flüssigkeit gefüllten Gallerthülle. Schlucken.

Das Eisenpräparat gibt es in Form in einer Kugel. Schwarz, kurios rund. Schlucken.

Montags, mittwochs und freitags nehme ich Bactrim, ein riesiges Antibiotikum, aber keine Kapsel. Reine Prophylaxe. Lange Zeit nahm ich täglich Acyclovir, ein Virostaticum, aber das konnte ich neun Monate nach dem Eingriff absetzen. Schlucken.

Das waren die Tabletten. Schließen wir die Klappe für diesen Morgen im Pillen-Organizer, stellen die Schachtel zurück in die Reihe, die im Lauf der Woche peu à peu geleert wird. Jetzt ist Flonase Nasenspray dran, zwei Spritzer in jedes Nasenloch. Es schmeckt, wie Blumen riechen.

Wenn ich daran denke, nehme ich als Nächstes Nystatin Fertigsuspension. Es ist gelb, es schmeckt scheußlich, aber es verhindert Herpesbläschen und dass sich Pilze in Mundhöhle und Rachen ansiedeln. Wenn es in den Pillen-Organizer passen würde, würde ich es wie vorgeschrieben viermal täglich nehmen. Aber es fällt mir schwer, einen Löffel aus einem Fläschchen zusätzlich zu schlucken.

Dann wäre die Insulinspritze dran, wenn ich es nicht ebenfalls vergesse. Manchmal fällt es mir erst ein, wenn ich schon angezogen bin. Normalerweise setze ich die Spritze in den Bauch oder den Oberschenkel, aber jetzt gibt es nirgends viel Fett und deswegen ist es schmerzhafter. Wische das Glasfläschchen mit Glargin ab, einem neuen Langzeitinsulin, das 24 Stunden lang wirkt, anders als NPH, das nur zwölf Stunden anhält, oder Humalog, das nach Minuten schon verbraucht ist. Ziehe acht Einheiten mit meiner dünnen Spritze auf. Die Haut mit Alkohol desinfizieren, bevor ich einsteche – heute habe ich mich für den Bauch entschieden. Die Haut mit der linken Hand zusammenschieben, mit der rechten die Spritze setzen und das Insulin herausdrücken. Die linke Hand wegnehmen, die Nadel herausziehen und in den speziell dafür vorgesehenen Abfalleimer werfen.

Nach der Insulinspritze nehme ich den Nahrungsbehälter und den Schlauch und wasche beides in der Küche aus, werfe die Formula-Dosen in den Recyclingbehälter und gebe Acht, dass ich nicht nach dem Zeug rieche. Manchmal dusche ich, manchmal dusche ich nicht. Ich ziehe mich an.

Ich versuche, koordiniert zu wirken, aber wenn ich zum Unterricht muss, reicht die Zeit nicht immer. Raffe Bücher, Schreibsachen, Portmonee, Handy und Schlüssel zusammen. Gehe zwei Straßen weit bis zum zentralen Platz mitten im Campus und mische mich unter die anderen Collegestudenten.

22. April 2002

Ich komme gerade vom Supermarkt zurück. Die Einkaufstüten habe ich selbst getragen. Ich räume das Gemüse weg und spüle das restliche Geschirr. Jetzt sollte ich eigentlich etwas für das Seminar morgen vorbereiten, aber ich habe keine rechte Lust dazu.

Am 15. April lag meine Transplantation neun Monate zurück, für mich eine Art Geburtstag. Ich habe den Abend mit einem sehr guten Freund verbracht. Den 15. feiere ich in jedem Monat. Die meisten anderen, sogar meine Eltern, muss ich an die Bedeutung dieses Tages erinnern. Aber für mich war der April im Vergleich zu den vorherigen Monaten etwas Besonderes.

Das Zittern begleitet mich nun schon seit Monaten, und endlich hat meine Psychiaterin begriffen, dass eines der Medikamente zu dem Problem beitragen könnte. Und der Kandidat fand sich auch sehr schnell – Reglan. Es verursacht manchmal einen parkinsonähnlichen Tremor, schwere Depressionen, Ängste und Ruhelosigkeit. Eine Woche, nachdem ich Reglan abgesetzt hatte, ging es mir besser. Im April fühlte ich mich zum ersten Mal an meinem Transplantations-Geburtstag wohl.

Nach neun Monaten wird mir klar, dass es mich noch gibt. Ich bin so stark wie noch nie seit der Operation. Vor kurzem habe ich auf dem Rasen vor der Klinik Frisbee gespielt. Gestern war Kickball dran. Langsam sehe ich wieder eine Art Zukunft für mich, und das Wort Hoffnung schleicht sich wieder in meinen Wortschatz ein. Vielleicht habe ich endlich diese mythische Höhe erreicht.

Trotzdem, mein Appetit ist noch nicht zurückgekehrt. Ich schließe mich jeden Abend an die künstliche Ernährung an und hoffe, dass ich damit mein Gewicht halten kann. Ich wünschte, ich hätte Hunger. Heute habe ich nicht einmal zu Abend gegessen.

Seit Dezember wächst eine Warze auf meinem linken Zeh. Ich hatte noch nie eine Warze, aber ohne T-Zellen, die Viren abwehren, bin ich sehr anfällig. Es ist das Einzige, was ich hier im Gesundheitszentrum von Brown behandeln lassen kann, alles andere ist für die Angestellten dort zu speziell. Der Mitarbeiter sticht mit einer Rasierklinge in die Warze, mein Fuß zuckt wegen der Basisfrequenz meines Tremors, dann vereist er sie. Aber sie kommt immer wieder, diese blöde Warze. Ich war mindestens fünfmal im Gesundheitszentrum.

Jetzt hat sich noch eine kleinere Warze weiter unten an demselben Zeh gebildet. Die erste Warze wächst immer noch in einem Virenklumpen. Wenn ich nicht mit sinkenden Lungenfunktionswerten oder einem Darmverschluss kämpfe, kämpfe ich mit Warzen oder Allergien. Manchmal mit allen vier Sachen gleichzeitig. Sie kommt immer wieder, trotz aller medizinischen Fortschritte. Diese blöde Warze. Sie kommt immer wieder.

Also genieße ich die Freiheit, die ich momentan habe, und versuche verzweifelt, sie zu schätzen. Fröhliche Musik hören wie *Immaculate Collection* von Madonna hilft. Es ist superschwierig, sich nicht ständig Sorgen zu machen, was noch alles wie diese blöde Warze wiederkommen könnte. Ziel ist, wachsam zu sein, ohne dass die Gesundheit mein Leben völlig beherrscht. Ich bin bereit, so bereit, diesen Punkt zu erreichen.

KAPITEL 5

Was andere über meine Transplantation geschrieben haben

Kein Mensch ist eine Insel, in sich vollständig; jeder Mensch ist Teil des Kontinents, Teil des Festlands. Wenn ein Lehmkloß vom Meer fortgespült wird, ist Europa ärmer, als ob er ein Vorgebirge wäre, das Landgut deines Freundes oder dein eigenes. Jedes Menschen Tod ist mein Verlust, denn mich betrifft die Menschheit; und darum verlange nie zu wissen, wem die Stunde schlägt; sie schlägt dir selbst.

John Donne, *Meditation XVII*

Mary Sinclair Rothenberg, meine Mutter

Das Leben nahm eine noch dramatischere Wendung, als Laura sich für eine Transplantation entschied und sich im Kinderkrankenhaus von Boston auf die Liste für ein Spenderorgan setzen ließ. Das war im Februar 2001 und das Telefonklingeln hatte seither eine völlig neue Bedeutung, besonders nachts. Denn man hatte uns gesagt, dass die meisten Spenderorgane nachts frei werden. Jedes Mal, wenn das Telefon nun klingelte, fragte ich mich, ob das *der Anruf* sein würde. Jedes Mal, wenn ich die durchdringenden Sirenen der Feuerwehrautos oder das kreischende Signal der Polizeieinsatzwagen in Brookline hörte, dachte ich daran, ob das wohl das Unglück war, das auch Laura betreffen würde. Denn ihre neuen

Lungen hingen mit dem Unglück einer anderen Person zusammen.

Die Zeit drängte immer mehr. Ursprünglich hatte man uns gesagt, dass Laura wahrscheinlich innerhalb weniger Wochen nach ihrer Entscheidung ein Spenderorgan bekommen würde, denn ihr wurde die Wartezeit auf der Liste im New Yorker Presbyterian Hospital angerechnet und deswegen landete sie in ihrer Blutgruppe als Nummer 2 auf der Liste für New England. Ich versuchte, mich mit dem Gedanken zu beruhigen, dass ihre Transplantation zum Zeitpunkt eines Vollmonds oder Neumonds stattfinden würde. Jeden Monat blätterte ich durch meinen Kalender und schaute nach, um welche Daten es sich handelte. Die Wartezeit wurde lang und länger. Laura wurde zunehmend kränker, und es gab immer noch keine Lungen. Sie war verzweifelt: Wie konnte sie weitermachen, wie konnte sie Interesse am Leben haben, wenn sie immer mehr Energie verlor, weil sie immer neue Infektionen in ihren kranken Lungen verkraften musste?

Ich pendelte zwischen Brookline, Massachusetts, und New York meistens mit dem Zug. Die Nächte wurden kürzer. Ich sah, wie die Landschaft entlang der Küste im Nordosten sich veränderte, erst war sie graubraun, dann hellgrün und schließlich dunkelgrün, während aus dem Winter Frühjahr und aus dem Frühjahr Sommer wurde. Ein Jahr zuvor war Laura noch über den Campus der Brown University gelaufen, und selbst wenn es ihr nicht so gut ging, konnte ich mit ihren Schritten kaum mithalten. Nun konnte sie gar nicht langsam genug über die gepflegten Bürgersteige von Providence gehen, um den permanenten Hustenanfällen zu entgehen, die ihr große physische Anstrengungen bereiteten.

Zwischen den vielen, vielen Krankenhausaufenthalten vor der Transplantation haben wir immer wieder gefeiert. Es war ein Fest, wenn wir Laura in ihrem Appartement in Brookline besuchten oder wenn Freunde aus nah und fern Laura entweder in ihrem Appartement oder im Krankenhaus besuchten. Wir verbrachten einige Zeit damit, diese Wohnung schöner einzurichten, damit sich die Freunde und Freundinnen wohl fühlten, wenn sie zu Besuch kamen. Wir kauften Überwürfe für die Couch, damit das Wohnzimmer fröhlicher wirkte. Wir hängten zahllose Bilder und Poster an die Wände. Dazu kamen die bunten Origamikraniche, die Laura im Lauf der Zeit und in immer größerer Zahl selbst faltete. Sie wurden einer über dem anderen auf Schnüre gefädelt und an der Decke aufgehängt, immer drei oder vier an einem Faden. Der Flug der Kraniche zog sich von ihrem Schlafzimmer durch den Durchgang und das Wohnzimmer schließlich bis zur Eingangstür.

Die Besuche bei Laura fanden in den unterschiedlichsten Konstellationen statt. Manchmal waren beide Eltern und Freunde bei ihr. Manchmal war ein Elternteil und ein Freund oder eine Freundin bei ihr. Oder es war nur eine Freundin oder ein Freund bei Laura oder eben mehrere Freunde. Diese Besuche waren oft mit festlichen Mahlzeiten verbunden, bei denen wir alle Restaurants in der Umgebung ausprobierten. Wir testeten auch sämtliche Supermärkte ringsum. Wir entdeckten unsere Lieblingsplätze in Brookline und Cambridge. Wir feierten Ostern in Brookline. Wir sahen uns den Boston Marathon von einer Straße in Brookline aus an. Laura nahm Unterricht im Aquarellmalen und arbeitete ehrenamtlich im Nachmittagsprogramm der Park School in Boston. Sie rief eine Transplantations-Lotterie ins Leben. Man sollte ein Datum nennen, an dem die Transplantation tatsächlich stattfinden würde. Das wurde dann sorgfältig in dem Kalender notiert, der an der Wand unterhalb einer Collage aus Fotos und Sentenzen, die ihr wichtig waren, neben ihrem Bett hing.

Wir feierten Lauras Leben schon seit langer Zeit und ihre Familie war immer größer als die eigentliche Kernfamilie gewesen. Es fiel mir nicht immer leicht, das zu akzeptieren. Es begann schon, als sie noch ganz klein war. Im Alter von zehn Wochen hatte Laura sich endlich von ihrer Mekoniumileus-Operation erholt, und ich konnte sie vom Krankenhaus abholen und zum ersten Mal mit heimnehmen. Ich hatte Anziehsachen dabei, die ich mit viel Liebe ausgesucht hatte, um mein einziges Kind vom Krankenhaus nach Hause zubringen. Aber die Krankenschwestern der Geburtsabteilung hatten alle zusammengelegt und ihr ein Kleidchen gekauft mit einem passenden Hütchen. Es war unmöglich, auf die Kleidung zu bestehen, die ich selbst für diese Gelegenheit mitgebracht hatte.

Während sie auf die Transplantation wartete, fühlte ich mich oft ganz ähnlich. Alle versuchten ihr Bestes, um Laura das Warten zu erleichtern, und jeder und jede war wichtig in ihrem Leben. Jeder gab etwas, und alle liebten Laura, gleichgültig, wie eng der Kontakt war, wie man sich kennen gelernt hatte und wie groß oder klein der jeweilige Beitrag war. Alle bewunderten ihren Mut und versuchten, ihr zu helfen, und es kam auf jeden und jede Einzelne(n) an. Und jedes Mal, wenn ich das verstand, hatte ich das Gefühl, dass wir alle zusammengehörten und dass es solche besonderen Umstände braucht, wie die Schwierigkeiten, mit denen Laura konfrontiert war und ist, damit wir Menschen unsere wechselseitige Verflochtenheit akzeptieren.

Doktor Jon Rothenberg, mein Vater

Als Arzt habe ich mich lange über die Intensität der emotionalen Reaktion gewundert, mit der manche Patienten sogar auf kleinere Symptome oder Krankheiten reagieren. Die bloße Tatsache, dass es sich um Gefühle handelte, schien nichts zu erklären. Wo lag die Ursache für diese Intensität? Einmal kam mir der Gedanke, dass Menschen in solchen Momenten die Angst vor dem Tod berühren. Ähnlich war es, als meine Tochter, nachdem sie gerade laufen gelernt hatte, zum ersten Mal das Meer sah. Ich beobachtete sie, wie sie mit großer Begeisterung die Wasserlinie entlanglief und immer wieder den kleinen letzten Wellen auswich. Warum ging sie nicht hinein? Und dann dachte ich, dass sie vielleicht den ganzen Ozean spürt.

Gibt es unterhalb unserer Überzeugung, unseres Selbstbildes, einen entsetzlichen großen Schrecken? Kann man sich dem aussetzen, ihn transformieren? Womit? Oder sind das einfach verschiedene Kräfte, ein Kampf, das Bedürfnis nach Ausgleich?

Das ist die Frage von jemandem, der etwas verloren hat.

Warum habe ich etwas verloren? Es hat etwas mit der Intensität der Gefühle zu tun, die mit der Transplantation zusammenhängen, mit dem Krieg, mit der Reise – all das steckt darin – und mit der fortdauernden Unsicherheit, was als Nächstes geschieht.

Natürlich liegt es auch daran, dass es mir sehr nahe geht. Das rührt aber nicht nur deshalb an mein Herz, weil ich Lauras Vater bin. Es hat sich ebenso entwickelt. Manche halten es für pathologisch – Ängste, Depressionen, Besessenheit, Flucht –, aber das glaube ich nicht. Es ist im Moment einfach das Einzige, was zählt, und die Folgen sind mir gleichgültig.

Ich hatte bereits eine Ahnung von der Intensität der Gefühle. Früher hielt ich einmal die Gedanken von Keats für blumig, er schrieb ungefähr dies: »Heb mich wie eine Welle, ein Blatt, eine Wolke. Ich falle auf die Dornen des Lebens und blute.« Na, na, übertreib mal nicht, dachte ich. Aber dann verliebte ich mich in diese Zeilen und betrachtete sie als Understatement und Fluch – sie passten nicht zu dem, was ich erlebte. Ich habe die Freude gespürt, wenn man die Einheit aller Dinge sieht. Einmal sprach ich durch die Intensität von Gefühlen mit einem sterbenden Freund, der unerreichbar weit weg war. Ich erlebte einen tiefen Augenblick des Verstehens von Intensität, Trennung, Kampf, den Rand des Wahnsinns und der Hilfe … vor vielen Jahren.

Aber in diesem Jahr erlebte ich etwas anderes. Derart intensive Gefühle sind instabil. Ich kann sie nicht kontrollieren. Sie überschwemmen alles, engstirnig, subjektiv, vehement, entsprechend den unbewussten Mustern unserer Kindheit, die wir über Jahre in Schach gehalten haben. Ein Merkmal davon war besonders irritierend. Ich reagierte einmal sehr stark auf eine Person und deren Verhalten. An einem bestimmten Punkt brachte ich das sehr deutlich und unerwartet zum Ausdruck. Ich entwickelte gegenüber dieser Person eine Haltung, die ich nur als Hartherzigkeit bezeichnen kann, ein Gefühl, das mir bis dahin ganz fremd gewesen war. Trotz der Bitten meiner Tochter weigerte ich mich, das Ganze wieder gutzumachen, trotz allem, was sie durchmachte, denn eine Wiedergutmachung wäre mir wie ein Betrug vorgekommen. Mein ganz persönlicher Naher Osten.

Ich habe seit langem als gegeben hingenommen, dass ich in meinem Normalzustand keinen Glauben habe. Oder anders ausgedrückt, sobald man alles wegnimmt, bleibt nichts, worauf man sich stützen kann. Meistens funktioniere ich einfach und bin vollkommen passiv oder reagiere nur auf die äußeren Anforderungen. Es gibt natürlich auch Augenblicke, in denen ich mich freier fühle, vor allem frei, so zu sein, wie ich selbst eben bin, weil mir etwas nahe ist, ein Sinn der Existenz, der mir in diesem Moment, ohne darüber nachzudenken, Lebensgrundlage ist. Ich habe jahrelang über diesen Zusammenhang nachgegrübelt und versucht, ihn zu verstehen.

Was ist also geschehen? Etwas Emotionales. Etwas ist in mir zerbrochen. Etwas ist in Bewegung geraten, etwas, das ich verstehen muss.

Als ich zu schreiben begann, glaubte ich, ich könnte bald mehr sagen. Später vielleicht. Doch dieses Befragen soll in keiner Weise die Bedeutung dessen mindern, was ich im Zusammenhang mit Laura und der Transplantation erleben durfte, mit der ganzen Bandbreite der Gefühle – von tiefer Sorge über Freundschaft, Menschlichkeit bis hin zur Liebe.

Tag der Transplantation, 15. Juli 2001. Der Neuanfang.

Es ist schwer, einfühlsam über einen so intensiven Augenblick zu schreiben.

Entweder meine Frau oder ich oder wir beide zusammen waren inzwischen seit fünf Monaten in Boston. Manchmal verbrachte Laura das Wochenende allein, und einer von uns besuchte den anderen in New York. Manchmal kam der jeweils andere übers Wochenende nach Boston, bevor wir wieder wechselten. Anfang Juli hatten wir uns eine Woche »frei genommen«, das einzige Mal in diesen fünf Monaten, um eine Konferenz zu leiten, die wir seit 20 Jahren Anfang Juli durchführen. Aber diesmal wurden wir fürs Wochenende nach Hause geschickt. Die Freundin, die Laura für mehrere Wochen besucht hatte, war auf Besuch nach Washington gefahren, dafür hatten drei Kameradinnen aus der Collegezeit beschlossen, sich in ihrer Wohnung zu treffen.

Laura wurde immer kränker. Am Port hatte sich eine Pilzinfektion gebildet, sodass dieser operativ entfernt werden musste und sie langfristig Infusionen brauchte. Außerdem litt sie eine Zeit lang an einer nicht behandelbaren Hämoptyse, das heißt, sie hustete Blut aus der Lunge. Es hörte nicht auf, bis zum Glück eine künstlich mit einem Gefäßkatheter erzeugte Embolie die Rettung brachte. Die Krankenhausaufenthalte wegen der Antibiotikainfusionen führten nicht zum gewünschten Ergebnis. Und Laura war kränker, als alle dachten. Erst der Pathologiebefund der entfernten Lungen brachte ans Licht, wie krank sie tatsächlich bereits gewesen war.

Und das Spenderorgan ließ auf sich warten. Das Team sollte zwischen vier und fünf Lungentransplantationen pro Jahr durchführen, aber wir standen mehrere Monate an der Spitze ihrer Liste und an der Spitze der Liste für ganz New England, jeweils für Lauras Blutgruppe. Der für Lungentransplantationen verantwortliche Direktor sprach von einer »Organdürre«.

Wir hatten mit einer Wartezeit von zwei bis drei Monaten gerechnet. Laura hatte sich vom Wintersemester im College abgemeldet, auch weil sie dachte, sie würde die Seminare schon zeitlich nicht abschließen können. Wenn sie nicht im Krankenhaus lag, gab Laura einigen Studenten Nachhilfe, besuchte eine Kunstklasse und sah sich ihre Lieblingssendungen im Fernsehen an. Viel lesen konnte sie nicht. Viele Freunde besuchten sie. Wir gingen in Restaurants. Aber es wurde langsam eng. Die drei Monate, in denen sie sich hätte erholen sollen, damit sie im Herbst wieder fit war für Brown, standen nicht mehr zur Verfügung. Die Mediziner verstanden nicht, warum uns das angesichts der Dimension des Eingriffs so wichtig war. Aber Laura wollte die Transplantation nicht, um zu überleben, sondern um ihr Leben zu leben, ein Leben, das untrennbar mit Menschen verbunden war. Sie hatte sich für den Herbst eine Wohnung abseits des Campus im dritten Stock ohne Aufzug genommen, ziemlich kühn, da sie schon nach einem Stockwerk aus der Puste kam. Das Zeitfenster, in dem sie mit ihren Freunden am College studieren konnte, war klein, denn diese würden weiterkommen und bald ihr Studium woanders fortsetzen. Das Warten auf eine Transplantation fördert nicht eben neue Freundschaften, man hat gar keine Zeit dafür. Und dann waren wir noch da. Wäre Laura im College gewesen, hätte sie uns selten gesehen. Sie war bereit und wollte unbedingt ihr eigenes Leben gestalten. Es war schwer, insbesondere für mich, für mich als Arzt, mich im Hintergrund zu halten.

Aber wie soll ich verdeutlichen, was das für mich bedeutete? Ich erinnere mich an die ersten Minuten, am 6. Februar 1981, als ich mit meiner Frau und deren Eltern im Elternbereich der Intensivstation der New Yorker Geburtsklinik stand. Er befand sich am Anfang eines sehr langen Flurs, der sich vom Eingang über die ganze Länge der Station erstreckte. Wir beobachteten den Arzt, einen Studienkollegen, wie er langsam diesen Flur hinunterging – einen der schwersten Gänge, den er je gegangen ist, wie er mir später anvertraut hat, denn es gab zwei mögliche Ursachen für den Darmverschluss, von dem eine Notfalloperation Laura am dritten Tag ihres Lebens befreit hatte. Die erste Möglichkeit, an die mein Studienkollege zunächst geglaubt hatte, hätte uns ungefähr drei Monate lang begleitet. Er dachte also, er könne uns gute Nachrichten bringen. Die andere Möglichkeit war eine zystische Fibrose. Und dann sprach er diese Worte aus, und meine Knie berührten schon fast den Boden, bevor ich mich wieder fangen konnte. Ich war der Einzige, der sofort wusste, was diese Krankheit bedeutete, und die Vorahnung von den Schwierigkeiten, die Laura ihr Leben lang begleiten würde, traf mich unvorbereitet.

Das Telefon klingelte um fünf Uhr morgens. Laura war von ihren Zimmergenossinnen umgeben, die sehr aufgeregt waren. Ich konzentriere mich darauf, dorthin zu gelangen. Es war uns ungeheuer wichtig, sie zu sehen, bevor sie in die Narkose geschoben wurde.

Die Entscheidung, ob ein bestimmtes Spenderorgan geeignet ist, ist sehr kompliziert. Während der Wartezeit hatte das Transplantationsteam mehrmals Lungen angeboten bekommen und abgelehnt (wir erfuhren es immer erst nachträglich). Da ist einmal die Krankengeschichte: Alter des Patienten, Todesursache, damit verbundene Krankheiten, Art der Behandlung. Der Chirurg entschied sich zum Beispiel gegen die Lungen einer 65-jährigen Frau, die er nicht einer 20-Jährigen einpflanzen wollte. War die Krankengeschichte viel versprechend, flog das Operationsteam unter Doktor Shamburger notfalls mit dem Flugzeug in das Krankenhaus, in dem der Spender lag, um sich die Krankenakte und eine Röntgenaufnahme der Brust anzusehen und eine Bronchoskopie durchzuführen, die die Lunge von innen zeigt. Anhand dieser Ergebnisse traf der für die Transplantation verantwortliche Chirurg, Doktor Lillehei, seine Entscheidung.

Wem konnte die Lunge außerdem angeboten werden? Laura hat die Blutgruppe 0 und gehört zu den Menschen, die nur Spenderorgane von Menschen vertragen können, die ebenfalls Blutgruppe 0 haben. Diese Lungen werden jedoch auch von Menschen mit Blutgruppe A, B und AB vertragen, für die eigene Listen geführt werden. Diesen Aspekt des Verfahrens haben wir nicht hinterfragt. Später hörten wir gerüchteweise, dass die Lungen zunächst einem anderen angeboten wurden, der jedoch nicht greifbar war, vermutlich jemandem von den anderen drei Listen, aber darauf kommt es nicht an. Außerdem können von einem Spender mehrere Organe entnommen werden, und für alle besteht eine Nachfrage, und insofern ist es wichtig, welche Gruppe als Erste zum Zuge kommt. Und selbst wenn die Lungen entnommen und zu Lauras Krankenhaus gebracht worden sind, müssen sie noch einmal abschließend untersucht werden, bevor es weitergeht. Wir wissen nicht genau, in welchem Stadium Laura angerufen wurde, obwohl wir wissen, dass die Lungen nie herausoperiert werden, ohne dass der Empfänger im Krankenhaus medizinisch auf den Eingriff vorbereitet worden ist.

Es war nicht schwer. Ich hatte ohnehin geplant, nach Boston zu fahren und alles war gepackt. Ich hatte einen schweren zweiten Koffer hin- und zurückgetragen, in dem alle Papiere und Geräte waren, die ich für einen längeren Aufenthalt benötigte und den ich über das Wochenende nicht ausgepackt hatte.

Aber es war Sonntag. Der früheste Linienflug von New York nach Boston wurde von US Air angeboten und sonntags flog die erste Maschine um neun Uhr. Wir hätten eigentlich noch Zeit gehabt, ich hatte reserviert und wir fuhren mit dem Taxi zum Flughafen. Aber gab es ein Problem. Die Airline hatte eine neue Firma für die Sicherheitskontrollen engagiert, und der Sonntag war für den alten Anbieter der letzte Tag. Keiner der Mitarbeiter war zur Arbeit erschienen. Es gab niemanden, der das Gepäck hätte durchleuchten können. Ein Anruf mit dem Handy sicherte uns einen Platz in der 9.30-Maschine von Delta Air Lines, wir fuhren mit den Taxi hinüber und bekamen die Maschine noch. Aber wir waren nicht mehr so sicher, ob wir auch rechtzeitig ankommen würden.

Laura würde nicht allein sein. Eine enge Freundin von ihr, die näher an Boston wohnte als wir, raste mit 90 Meilen pro Stunde hin und war die Erste, die sich zu den Zimmergenossinnen gesellte. Eine andere Frau, eine Freundin der Familie, die uns für die Zeit in Boston eine Wohnung zur Verfügung gestellt hatte, kam mit dem Privatflugzeug von Fishers Island herüber und war die Zweite. Manche Freunde waren in Boston und Kommilitonen aus Brown waren über den Sommer in Providence geblieben, eine Stunde entfernt.

Eine Klassenkameradin aus der Highschool, die unbedingt kommen wollte, war für dieses Wochenende in Woodstock. Sie weckte ihren Vater unmittelbar, nachdem sie die Neuigkeit erfahren hatte, und bat ihn, sie die fünf Stunden nach Boston zu fahren, und er erfüllte ihr den Wunsch. Er verpasste Laura um eine knappe Viertelstunde, richtete seine Wünsche aus und fuhr mit seiner Tochter wieder heim zu seiner Frau. Die Freundin, die übers Wochenende verreist war, war extra zu Laura gezogen, um bei der Transplantation anwesend zu sein, und nun hatte niemand ihre Nummer und ihr Handy war abgeschaltet. Als sie später am Tag eintraf, konnte sie sich noch immer nicht beruhigen.

Natürlich war der Beginn gar nicht so entscheidend, das würde sich alles sehr lange hinziehen, über Wochen und, wie sich später herausstellte, Monate.

Es war ein Glück, dass es Sonntag war. Den Familienangehörigen stehen im Kinderkrankenhaus von Boston zwei große Wartezimmer zur Verfügung, um auf den Ausgang einer Operation zuwarten. An Wochentagen, das lernten wir alle später nur zu gut, waren diese mit Eltern und Freunden gut gefüllt. Wo wäre dann Platz gewesen für Mary und Jon und Debra und Ann und Lauren und Courtney und Kat und Jess und Emma und Lucy und Rebecca und Tiffany und Vicki und

EB und Louella und Hentyle und Ben und Ryan und Ali und Brooke und Adam? Und für Kate, die vor vier Jahren eine Lungentransplantation hatte, ebenfalls wegen Mukoviszidose. Wir spielten Karten, arbeiteten am Computer, schliefen. Fotos und immer wieder Fotos. Laura wollte von allem und jedem Fotos. Debra überredete die Transplantationskoordinatorin, Bilder von der alten und der neuen Lunge mit Anns Digitalkamera zu schießen. Alle konnten sich die Bilder am Monitor ansehen, während Laura im OP lag. Das hatte noch niemand gemacht, und wir versorgten hinterher auf Nachfrage den Leiter des Teams, das die Lunge herausoperiert und nach Boston gebracht hatte, und den Transplantationschirurgen mit Vergrößerungen.

Als das OP-Team schließlich die vier ältesten Personen im Wartezimmer zum Gespräch bat, betonten sie die Notwendigkeit, dass Laura in den ersten Wochen wegen der Immunsuppression nur von wenigen Freunden besucht werden dürfe. Es stellte sich heraus, dass von all den Wartenden nur wir vier sie überhaupt besuchen konnten. Also veranstalteten wir ein großes Treffen, brachten alle zusammen, und ich, Mary, meine Frau, und Kate, die die Transplantation bereits hinter sich hatte, sprachen zu den anderen. Sieben oder acht von Lauras Freundinnen teilten sich Lauras Liste auf und starteten mit allen vorhandenen Handys einen Rundruf, um die Nachricht zu verbreiten. Es ist natürlich unmöglich, die Atmosphäre im Wartezimmer rüberzubringen, das Treffen mit dem Transplantationsteam zu schildern, wie es sich anfühlt, mit ihnen nach der langen Operation in dem kleinen Raum zu stehen und sie zu erleben – Worte wie Hochgefühl oder Begeisterung oder Stolz oder Erfüllung greifen viel zu kurz.

Als das Flugzeug gelandet war, riefen wir nicht an. Es war so wichtig, sie zu sehen. Wir wussten nicht, ob wir sie wiedersehen würden, ob wir sie als sie selbst wiedersehen würden. Mary fuhr direkt ins Krankenhaus, während ich erst das Gepäck holte und mit einem anderen Taxi hinterherfuhr. Ich kannte das Krankenhaus und den Weg dorthin viel zu gut.

Das Gepäck zog ich auf dem zweirädrigen, zusammenklappbaren Kofferkuli, den ich für die Zugfahrten zwischen Boston und New York in jenen Monaten angeschafft hatte, hinter mir her, und es war ziemlich schwer und sperrig. Als ich völlig überrascht die Menschenmenge im Wartezimmer vor der Intensivstation, auf der Laura für die Transplantation vorbereitet wurde, erblickte, stürzte ich wortlos in eine Toilette, um dort mein Gepäck so unterzubringen, dass niemand darüberfiel. Unsere Freundin wollte das Wägelchen übernehmen, aber ich ging weiter, weil ich mir nicht vorstellen konnte, dass irgendjemand außer mir mit dem Ding zurechtkam. Ich war absolut nicht auf die Kraft vorbereitet, mit der sie mir den Kofferkuli abnehmen wollte, und mit der ich mich dagegen wehrte. Später sagte sie, sie hätte sicherstellen wollen, dass ich Laura noch sehe, weil sie ja wusste, dass meine Tochter kurze Zeit später weggebracht werden würde. Das bekam durch ihr eigenes Zögern noch mehr Gewicht. Nachdem sie solche Anstrengungen unternommen hatte, Laura zu sehen, war sie zu schüchtern, um sich vorzudrängeln, und verbrachte letztlich keine Zeit mit Laura vor deren Transplantation.

Unsere Freundin brachte mich zu Laura. Sie war von Menschen umgeben, die Transplantationskoordinatorin und Freunde standen um sie herum. Wir hatten es geschafft. Sie sah mich. Ich war bei ihr. Das genügte. Jemand überreichte mir Lauras Handy. Einer, der ihr großen Beistand geleistet hatte, der Anästhesist und ehemalige Leiter der Intensivstation für die

Säuglinge in der Geburtsklinik von New York, rief an – ein wichtiger Anruf, denn er wusste etwas, was ich nicht wusste. (Er rief nach Lauras Transplantation täglich an.) Genau in diesem Moment wurde ich von dem Chefchirurgen beiseite genommen, der mich über den Verlauf informieren wollte. Ich hatte das Gefühl, keinem der beiden gerecht geworden zu sein. Die Lungen hätten unter dem Bronchoskop gut ausgesehen, sie würden sie nun herausoperieren und Laura würde jetzt in den OP-Trakt gefahren.

Und dann hörte ich meinen Namen. Ich drehte mich um, es war Laura, die mich zu meiner totalen Überraschung mit der süßesten Umarmung meines ganzen Lebens bedachte. Sie ruhte in sich selbst, entspannt, so lebendig, so offen. Ich trat zurück. Ich beobachtete die Krankenschwester, die wegen der Bahre kam, und folgte ihr und schoss Fotos, wie sie durch die Intensivstation zu der Schleuse zum OP-Trakt gerollt wurde, umgeben von Menschen, die ihr Gutes wünschten und sie feierten, während sie so sanft im Triumph auszog, um sich dem Rest ihres Lebens zu stellen.

Emily Turner, Freundin aus der Highschool

Ich hatte eine Nachricht auf einem Anrufbeantworter von einer Zimmergenossin, ich solle Rebecca anrufen, und ich wusste direkt, das war *der Anruf.* Aber ich versuchte, ruhig zu bleiben, und wählte Rebeccas Nummer. Keine Antwort.

Ich wählte ihre Handynummer. Keine Antwort. Okay, okay, ruhig bleiben. Ich wählte die Nummer von Lauras Handy. Wenn sie tatsächlich im Krankenhaus war, um ihre neuen Lungen zu bekommen, hätte sie mit hoher Wahrscheinlichkeit irgendeine Nachricht auf ihrer Mailbox hinterlassen. Es klingelt einmal. Es klingelt zweimal. Los, komm doch, du Nachricht, ich will es doch bloß genau wissen! »Hallo«, halt, das ist keine Nachricht, das ist die Stimme von einem Mann. »Hallo«, antworte ich. Es ist Doktor Rothenberg. Ein Moment Stille, dann frage ich: »Ist Laura zu Hause?« Ihr Daddy kichert nervös, dann sagt er, dass sie ins Krankenhaus gegangen ist und dass er nur noch für sie ein paar Sachen holt. Ich bin so aufgeregt, ich springe durch das Zimmer, hüpfe hin und her, während ich telefoniere. Dein Vater und ich schreien uns am Telefon an. (Ich könnte mir lebhaft vorstellen, dass er auch spastisch herumgehüpft ist.) Er muss weg, und ich muss warten.

Ich laufe zu meiner Nachbarin Farrar, um ihr die Neuigkeit erzählen. Ich schreie so laut, dass ihre Zimmergenossinnen denken, man würde mich schlagen. Wir springen herum, ich weine vor Freude, wir umarmen uns. Es ist fantastisch. Dann gehe ich nach Hause, springe in mein Auto und fahre zu Kiki. Kiki ist auch aus New York und war eng mit Sophie Laumont befreundet, die in der Highschool-Zeit an Mukoviszidose gestorben ist. Wieder Schreien, Springen, Weinen. Inzwischen weiß ich seit einer Stunde, was mit Laura in Boston passiert, habe Zeit gehabt, darüber nachzudenken, und mich packt nun die Angst. Ich muss einfach in Bewegung bleiben.

Selbst jetzt noch, während ich dies schreibe, habe ich das Gefühl einer überwältigenden Dringlichkeit, die sich durch unkontrollierte Bewegung Luft machen muss. Mein Blut saust durch meine Adern, überschwemmt mit Endorphinen, überladen mit Gefühlen. Ich ging nach Hause. Ich versuchte, Hausaufgaben zu machen, aber es klappte nicht. Einer meiner Freunde bot mir an, mit mir zum Golfplatz zu fahren, aber ich wollte in der Nähe meines Telefons bleiben. Also wanderte ich auf und ab. Ich brachte meine Zimmergenossin zum Wahnsinn. Es gab nichts, womit sie meine Manie dämpfen konnte – himmelhoch jauchzend und in der nächsten Minute gelähmt vor Angst. Ich dachte daran, nach Osten zu fahren. Ich rief wie eine Besessene Hayley, Rebecca und Tiffany an. Als ich niemanden erreichte, behelligte ich Rebeccas Mutter. Ich rief sie so oft an, dass sie mir schließlich sagte: »Wenn ich etwas Neues von Beckie höre, rufe ich dich an. Aber wir müssen die Leitung offen halten.«

Gegen Abend war ich vollkommen erledigt, kam aber nicht zur Ruhe. Ich hatte während des Tages so heftig geschwitzt, dass ich zweimal duschen musste. Ich überlegte, etwas zu trinken, entschied mich aber dagegen. Ich wartete weiter. Ich sah mir eineinhalbmal *Duets (Traumpaare)* mit Gwyneth Paltrow an. Ich rauchte drei Schachteln Zigaretten, ich erbrach mich.

Um fünf Uhr nachmittags fiel mir ein, dass meine Schwester heute ihren 22. Geburtstag feierte, also rief ich sie an. Ich erreichte sie nicht, hinterließ ihr aber eine Nachricht. Wahrscheinlich sagte ich etwas wie: »Mein Gott, Laura hat das beste Geburtstagsgeschenk bekommen, das man sich vorstellen kann. Ich liebe dich, Emmy.« Es gab keinen richtigen Sinn. Endlich hörte ich von Rebecca, später auch von Rebeccas Mutter, dass Laura im Aufwachraum lag und die Operation gut gelaufen war. Ich war erleichtert. (Zu diesem Zeitpunkt konnte ich nicht über Lauras tatsächliche Genesung nachdenken. Sie hatte neue Lungen, und das genügte mir für diesen Tag vollständig.) Ich rauchte noch ein paar Zigaretten und ging dann auf einen Drink mit meiner Zimmergenossin aus. Ihr zufolge war ich an diesem Abend ein noch größerer Esel als sonst.

Doktor Adam Vella, derzeit Assistenzarzt in der Notaufnahme im Kinderkrankenhaus von Los Angeles

Laura bekommt eine Transplantation. Erste Reaktion: Angst. Natürlich sehe ich meistens die, denen es nicht so gut damit geht, aber genau deswegen habe ich Angst. Normalerweise kann ich ein bisschen Distanz zwischen mir und das unglückliche, leidende Kind bringen, aber mit Laura ist es etwas anderes. Sie ist mehr als eine Patientin, wir sind befreundet. Wir haben schon vor langem aufgehört, uns wie Doktor und Patient zu benehmen und sind einfach gute Kumpel. Die Treffen, während sie im Krankenhaus war, sind mir gut in Erinnerung. Ich zog sie gern auf: »Laura, warum ist dein Zimmer immer noch nicht fertig?« Oder: »Du solltest echt aufhören, die Unglückliche zu spielen!« Oder: »Tut mir echt Leid, dass du an diesen Assistenzarzt geraten bist, der muss mal bearbeitet werden, ich sprech mal mit ihm …« Oder: »Verdammt, du bist offenbar in einem Solumedrol-Tief, ich komm später noch mal vorbei, wenn du besser drauf bist.«

Während die meisten Leute Urlaub vom College machen, um zu verreisen oder einfach abzuhängen, nimmt sich Laura Urlaub, um sich die Lungen von jemand anderem in ihre Brust einbauen zu lassen. Es fängt an mit heller Begeisterung, das Warten hat ein Ende. Und dann ab auf die Achterbahn. Die Ereignisse jagen sich, ich habe mit ziemlicher Sicherheit die Hälfte verpasst. Ich bekomme die E-Mails, versuche, das Wichtigste herauszuziehen und rufe an, wenn es nicht so toll läuft. Lungenfunktionswerte sinken, ich kenne das, und wenn es so bald nach der Transplantation passiert, will ich gar nicht darüber nachdenken, wohin das führt … Abstoßung, Entzündung, Abstoßung, Entzündung … Verstehe nicht so recht, wie sie überhaupt noch funktioniert.

Ich treffe sie auf einen Kaffee in New York City, sie ist kurzatmig und ähnelt überhaupt verblüffend meiner Freundin Laura Rothenberg, wie ich sie von vor der Transplantation kenne! Welchen Sinn hat ein neues Paar Lungen, wenn es dir nicht dabei hilft, Sauerstoff zu bekommen und zu atmen? Das ist Scheiße! Ich will sie nicht klinisch beurteilen, aber sie weiß natürlich, dass ich hinschaue. Kranke Kinder wissen immer, was Sache ist, sie sehen es am Blick in unseren Augen oder erfassen ihre Situation intuitiv, ich verstehe es selbst nicht genau, wie. Laura ist allerdings kein Kind mehr. Sie ist eine intelligente junge Schriftstellerin, die um das Prekäre ihrer Lage weiß. Und das ist für mich das Schlimmste daran. Sie weiß besser als ich, wie es um sie steht, kennt die Zahlen. Sie hatte in ihrem kurzen Leben viele Freunde mit Mukoviszidose verloren. Gerade vor ein paar Wochen ist wieder eine gute Freundin gestorben, die sie seit Kindertagen kannte. Aber sie macht weiter und kämpft.

Debra, meine Patentante

Ich versuche normalerweise, halbwegs fortlaufend die Ereignisse in meinem Leben festzuhalten und meine persönliche Reaktion darauf, aber ironischerweise habe ich bei manchen, die besonders wichtig sind, nicht die Zeit, um alles aufzuschreiben. Die Ereignisse des Juli 2001 gehören in diese Kategorie, muss ich sagen. Und deswegen danke ich dir noch einmal für die Gelegenheit, einige Überlegungen zu sammeln und niederzuschreiben.

Man denkt immer an die Vorbereitungsphase, wenn ein großes Ereignis bevorsteht. Wir haben die notwendigen Informationen parat und reden uns mit der Zeit, während wir unseren Alltag weiterleben, ein, wir wären bereit. Das ist vielleicht noch nicht einmal ein völliges Missverständnis, denn wie wären wir, wenn wir diese innere und äußere Vorbereitung nicht hätten?

Der Anruf kam um fünf morgens, und es gab ein Überraschungselement wegen dieser frühen Uhrzeit. Trotzdem benötigte ich kaum eine Minute, um aufzustehen und mich anzuziehen, ins Auto zu springen und einen neuen Überlandrekord für Frauen für die Fahrt zwischen New York und Boston aufzustellen.

Ich hatte schon vorher gewusst, dass es keinen Raum lassen würde für anderes, aber trotzdem gestaltete es sich in anderer Weise, als ich es mir vorgestellt hatte. Es gab die Zeit vor der OP, die ich mit dir verbracht hatte, und die überwiegend von der Geschäftigkeit des OP-Teams, das dich vorbereitete, in Beschlag genommen wurde.

Der Abschied vor der OP war ein Höhepunkt, weil du so bereit und willens warst, fast eine Erleichterung.

Die Angst setzte später ein, als wir genug Zeit hatten, der unproduktivsten aller Tätigkeiten nachzugehen: dem Nachdenken.

Um deine Eltern machten wir uns die größten Sorgen. Hatten sie alles, was sie brauchten, hatten sie die Unterstützung, die sie in den kommenden Tagen und Wochen benötigen würden? Dann musste man sich um deine Freunde kümmern, die in Massen herbeiströmten. Dein Vater schien ein Händchen dafür zu haben, wie er mit ihnen umgehen musste. Ich nehme an, dass wir alle, nachdem wir dich seit Jahren beobachten und zusehen, wie du deinen Weg durch die Welt gehst, zumindest eine Vorstellung davon haben, wie du die Dinge gern geregelt haben möchtest.

Nach der Operation, als für dich die – wie es damals noch aussah – schwerste Phase der Transplantation anbrach, schien es eine Art Plan zugeben, der sich aus konzentrischen Kreisen von Unterstützung und Pflege zusammensetzte. Irgendwann in dieser Zeit forderte die Kombination von Schlaflosigkeit und Stress von jedem von uns ihren Tribut, und wir litten ein bisschen unter der Verwirrung, die damit einherging.

Ich weiß, dass mir jederzeit völlig klar war, warum ich dort war. Wir hatten nie eine definierte Beziehung, du und ich, wir schienen uns frei zwischen verschiedenen Rollen zu bewegen, und vielleicht hat es deshalb immer so gut geklappt. Ich war dort nicht nur um deinetwillen, sondern auch um meinetwillen und für deinen Großvater – die Verbindung, die uns zusammengebracht hat. In den schwierigsten Zeiten nahm ich mir ihn als Vorbild und erinnerte mich an die Freude, mit der er dich angesehen hat.

Du hast mächtig gekämpft in diesen ersten Tagen und es war ständig die Entscheidung gefordert, einerseits niemandem im Weg zu stehen und dir andererseits zu helfen. Der Erfolg war durchaus unterschiedlich. Man bleibt wach, und selbst im Halbschlaf will man noch so viel Information wie möglich bekommen, und dann geschieht doch etwas anderes und ergreift Besitz von dir, und man ist draußen in seiner eigenen Welt und arbeitet.

Meinem Gefühl nach bist du in einer Welt gewesen, in der Brände gelöscht werden mussten, Schlachten geschlagen und in der es sehr wenig Zeit gab, um die Trivialitäten zu bedenken, die unseren Alltag füllen. Tagein, tagaus hast du gearbeitet. Deine Frustrationen und Triumphe waren eindeutig und klar. Mein Platz im Verlauf der einzelnen Tage veränderte sich fortlaufend und häufig widmete ich dem nicht genug Aufmerksamkeit und wurde auf dem falschen Fuß erwischt. Aber eines weiß ich: Ich habe dich beobachtet, deine Eltern und die, die dich mögen und die mit dir gern zusammenarbeiten und alles dafür tun, damit du wieder auf die Füße kommst und für ein neues Leben bereit bist. Ein Team wird zum Team durch den Gemeinschaftsgeist, nicht durch das perfekte Zusammenspiel in jedem Moment.

Hier stehe ich also, ein *Player* im »Team Laura« und gleichzeitig auf mich gestellt, ich trage dich in meinem Herzen an jedem einzelnen Tag. Wenn ich das sage, ist das zu 100 Prozent ehrlich gemeint. Ich denke jeden einzelnen Tag an dich. Ich weiß nicht, ob es sich mit der Zeit verändern wird, aber ich nehme an, dass ich in gewisser Weise darauf hoffe. Es ist noch immer ein Kampf. Eine vielschichtige, manchmal verblüffende Verbindung von Wunsch, Dringlichkeit und dem Bedürfnis, sich in einer Art »Normalität« zu entspannen. Ich blicke selten zurück – genau genommen eigentlich nie – und du kannst mir hoffentlich verzeihen, dass ich mir so wenig Einzelheiten gemerkt habe. Wie es scheint, sitzt immer noch derselbe Kopf auf meinen Schultern, den ich da schon immer getragen habe und immer tragen werde.

Jessica Waters, Freundin vom College

Mein Papa hat mir einmal erklärt, dass das Leben aus einer Serie von Hindernissen besteht, und dass manche dieser Hindernisse größer sind als andere, aber dass er ganz sicher sei, ich könne dieses Hindernis überwinden. Ich kann mich nicht mehr daran erinnern, welches Hindernis er damals meinte, aber ich erinnere mich an seine Worte. Es ist schon komisch, wie wahr so eine abgedroschene Phrase sein kann, aber andererseits muss ein Satz, der so oft wiederholt wird, dass er banal klingt, schon ein Körnchen Wahrheit enthalten. »Großen Rückschlag« hast du deinen Darmverschluss und die darauf folgende Operation genannt. Es bringt mich dazu, über mein Leben nachzudenken, ich habe noch nie eine Nacht im Krankenhaus verbracht. Ich kann mir überhaupt nicht vorstellen, wie das für dich ist. Kannst du dir vorstellen, wie es für mich ist?

Ich habe dieses Mädchen in einem Seminar getroffen, das für mich zu den schwierigsten gehörte; sie hatte offensichtlich eine heftige Bronchitis oder so etwas. Sie war hübsch und selbstsicher und stellte ihre Ideen sehr klar und offensiv vor. Im Gegensatz zu mir schien sie zu wissen, wovon sie sprach, aber anders als bei vielen anderen Studenten schüchterte mich ihr Wissen nicht ein. Später erfuhr ich dann, warum sie von Medizin mehr verstand als alle anderen im Raum zusammen.

Lustig. Geistreich. Verdorben. Eine waschechte New Yorkerin. Ein Ekel. Klug. Flatterhaft, gesellschaftlich gesehen. Eine wunderbare Freundin. Immer im Mittelpunkt der Aufmerksamkeit. Selbstsicher. Zielbewusst. Offen. Sehr erwachsen. Bewundernswert. Mit diesen Worten beschrieb ich meine neue Freundin. Ich erinnere mich noch an die Nacht, in der wir in ihrem Zimmer im Wohnheim saßen und über tausenderlei Dinge aus unserer Vergangenheit sprachen – wie kann man jemanden kennen, ohne zu wissen, woher er kommt? Als sie mich fragte, ob ich mir mit ihr eine Wohnung teilen würde, war ich völlig aus dem Häuschen. Ich fühlte mich sehr geschmeichelt, dass jemand, der so etwas Besonderes ist, gerade mich fragt.

Auch wenn ich dabei zusah, wie ihr Körper den Kampf gegen die Krankheit verlor, fesselte mich hauptsächlich der psychologische, geistige Kampf. Ich bewundere sie dafür sehr. Manchmal hatte es den Anschein, als würde sie ihn verlieren, ich wusste in diesen Momenten nicht, was ich sagen oder tun sollte und verzweifelte mit ihr. Aber ich konnte die Tatsache nicht fassen, dass sie niemals aufgab, irgendwie war sie es, die gewann.

Allein schon das Warten in diesem Sommer war ein Sieg. Ich sah zu, wie sie in den OP gerollt wurde, die Augen schon verschleiert von den Medikamenten, aber ihr Lächeln war breit und aufgeregt. Während ich auf einem Stuhl des Wartezimmers neben dem OP hockte oder über mehrere ausgestreckt lag, dachte ich an die Ärzte nebenan und wünschte mir, ich könnte genauso viel für sie tun. Ich dachte an ihre Brust, offen und der Außenwelt exponiert, und dass das kleinste Missgeschick diesen fragilen Körper zerstören konnte. Wenn es einen Gott gab, dann war das seine Stunde, dachte ich bei mir.

Es wäre so schön, wenn man nun sagen könnte, nach der erfolgreichen Operation und in Sichtweite des Semesterbeginns sei alles vorbei, aber so ist es nicht. Jenes Dankgebet für jenes Wunder im OP an diesen Gott, der vielleicht existiert oder vielleicht auch nicht (ob er es tut oder nicht, da halte ich mir alles offen), wird gefolgt von immer neuen Bitten nach neuen Wundern. Gib ihr mehr Erfahrungen, mehr Lächeln, mehr Geburtstagspartys, mehr Seminare in Brown. Und gib mir mehr Erfahrungen, mehr Lächeln, Geburtstagspartys und Seminare mit ihr. Ich bin glücklich, jemanden wie sie zu kennen. Ich hoffe, sie ist glücklich, mich zu kennen.

Lucy Boyle, Freundin aus der Highschool

vorher

wie ein Baby hast du
meine Finger mit deiner Hand umschlossen
deine Stärke geprüft, deinen Körper gekrümmt
auf der Bahre, du warst ruhig
so ruhig, so weise, wie eine wissende Katze
dein Lächeln wie eine Perlenkette
vielleicht waren es die Medikamente
aber in diesem Moment hatte ich das Gefühl
dass du mich gestützt hast

währenddessen

ich gehe durch luftgebeizte Tunnels
von Krankenhausfluren, während Chirurgen
deine Knochen deine Arterien an deiner Aorta
vorbei zu deinen sterbenden Lungen hinab-
navigieren

der Verbindungsraum im fünften Stock hat
uterusähnliche
rosafarbene Wände und riesige Fenster
die lassen Lichtsphären herein
ich laufe hindurch und bleibe stehen
um durch die Scheiben zu sehen
und der Regen rieselt wie Puder
durch einen sonnigen Julihimmel

währenddessen

sich nützlich machen wollen
die digitalen Bilder der neuen
Lungen, der alten Lungen

währenddessen

ich laufe auf einer geneigten Bühne:
sie ist tatsächlich abschüssig
die körnige Farbe soll unseren Fall
verhindern, nichts kann mit dir
im OP konkurrieren
dein aufgeschnittener Körper, deine Rippen
klaffen wie ein roter Mund, um Lungen
aus einem Körper zu empfangen, der eben zum
Stillstand kam

danach

wir begriffen nicht, dass der Kampf damit
nicht aufhörte
eine Woche lang bist du geschwommen
Stunde um Stunde ohne Wasser und dann
Rückkehr in eine subterrestrische Sphäre

durch die Scheibe zur Intensivstation wirkst du
wächsern verformt während die Tage verstreichen
bei jedem Besuch erlaubt man mir
einen Blick

danach

du weißt wie viel und
wie wenig es bedeuten kann
ein Gedicht wie dieses zu schreiben –
Umbrüche und noch einmal gebrochen,
kurz und doch ein Versuch über
die Entfernung von der rechten
Lunge zum linken Auge hinweg

Doktor Steven Stylianos, mein Chirurg in New York (Leiter des regionalen pädiatrischen Trauma-Programms, Presbyterian Children's Hospital, New York)

Das stärkste Gefühl, an das ich mich erinnern kann, ist die Verwunderung, wie kleine und halbwüchsige Mukoviszidose-Patienten mit der Tatsache leben können, dass Freunde, die mit derselben Krankheit wie sie selbst kämpfen, einer nach dem anderen sterben. Wie sollten sie sich nicht fragen, ob sie die Nächsten sind, auf die Grabreden gehalten werden?

Als Laura sich für eine Transplantation entschied, hoffte ich, ihr bliebe im Gegensatz zu vielen ihrer Freunde mit Mukoviszidose die Trauer darüber erspart, dass sie sich zu spät auf die Liste setzen ließ. Lauras Transplantation und Genesung waren eine Feier des Mutes und der Weisheit einer jungen Dame, die mich als pädiatrischen Chirurgen und als Freund tief beeindruckt hat.

Genevieve Lowry, Kinderpsychologin am Columbia Presbyterian Hospital

Wie mich deine Transplantation betroffen hat? Ich bin nicht sicher, ob ich das so genau sagen kann. Ich versuche, nicht so viel darüber nachzudenken. Wenn man mit Kindern arbeitet, die sterben könnten, dann schiebt man das oft einfach weg. Man kann sich sonst nicht mehr so geben, wie man ist, und das verhindert eine persönliche Beziehung zu dem einzelnen Kind.

Das Problem zwischen dir und mir besteht darin, dass wir zu viele Grenzen überschritten haben. Ich bin stolz auf meine Fähigkeit, mich an bestimmte Restriktionen zu halten, ohne sie wäre ich nicht in der Lage, meine Arbeit, die ich sehr liebe, erfolgreich zu tun. Dennoch muss ich mich selbst schützen. Ich sage mir, dass sind nicht meine Kinder, und trotzdem muss ich mich, um mir das Vertrauen des Kindes zu erwerben, als ganze Person einbringen.

So hat alles angefangen. Ich kann mich nicht einmal mehr an das erste Mal erinnern, als wir uns kennen gelernt haben. Es ist, als hätte ich dich schon immer gekannt. Ich glaube, als Gina gestorben ist, hat sich unsere Beziehung verändert, aber im Rückblick scheint es so, als wären wir uns von Anfang an sehr nahe gewesen.

Wo muss ich Laura in meinem Berufsleben verorten? Du bist zu jung, um dich eine Freundin zu nennen, es wäre zu schlimm, dich mir als meine Schwester vorzustellen, aber du bist auch nicht einfach eine Patientin wie die anderen. Während der Zeit, in der du in Boston warst, geriet ich ins Schwimmen. Wenn ich eine Definition für unser Verhältnis gehabt hätte, hätte ich gewusst, was ich zu tun habe, wo mein Platz war. Ich war so dankbar für die Anrufe deiner Eltern.

Sie gaben mir das Gefühl, dazuzugehören. Man weiß es nie, manchmal verlassen Menschen das Krankenhaus und wollen dann nichts mehr damit zu tun haben, sie wollen alles vergessen. Und wenn sie in einer Krise sind, will ich umgekehrt auch nicht unbedingt diejenige sein, die sie anrufen. Ich versuche, meine eigenen beruflichen Beziehungen aus der Distanz zu sehen, auch das ist nur eine Form des Selbstschutzes. Man darf nie denken, man wäre sehr wichtig für eine Familie. Ich wusste nie, ob ich dich nun anrufen sollte oder ob du auf mich böse wärest, wenn ich es nicht täte.

Die für mich persönlich schwierigste Zeit war weniger die Transplantation als die unkontrollierten Zellwucherungen, die Komplikationen nach der Transplantation. Ich dachte an den Dominoeffekt, den dein Tod im Medical Center auslösen würde. Wie viele Menschen davon betroffen wären. Das hat mir den Boden unter den Füßen weggezogen. Zum Glück ist das nicht passiert. Es fällt mir sehr schwer, es mir vorzustellen. Du gehörst für mich in diese Welt. Wenn ich nur fest genug daran glaube, wird es eintreffen. Tief in mir drin wusste ich, dass du es schaffen würdest, und ich glaube noch immer daran. Früher habe ich mir immer Javier als einzigen Überlebenden vorgestellt, jetzt weiß ich, du wirst es sein.

Bryan L. Doerries, mein Freund

Das Problem mit der Symmetrie

Damals zog sie ihr T-Shirt hoch
und zeigte mir die
Narben, rosafarben und erhaben,
eine Landschaft stillgelegter

Schienen, Weichen, Schalter,
die Hiebe einer unsichtbaren Peitsche.

Etwas wissen heißt, Wissen erleiden,
eine Lektion zweimal, dreimal
lernen und wieder vergessen, nur
um sie durch Leiden noch einmal zu lernen.

Vor der Prozedur begann sie zu zittern
wie ein antiker Prophet, gesegnet
mit dem hereinbrechenden Übel, aber danach
ratterte sie wie eine U-Bahn
polternd über die Brooklyn Bridge
hin zum Land der Schatten, über
den Fluss des Vergessens, und schließlich
legte sie an der heiligen Insel am Ende
der Linie an, nur um zurückzukehren zwischen
Atem und dem Atmen.

Das Problem mit der Symmetrie liegt
in der Verlogenheit des Ganzseins:
der Blick von Narziss, das Blendende
der Synekdoche, in der ein Teil für
das Ganze steht, aber niemals ganz Teil des
Bildes wird,
das sie von sich im Spiegel sieht
Kaskaden aus Schorf die Farbe

angestoßene Steckrüben, hervorstechende
Taubheit, Hieroglyphen von Geschichten,
eingeritzt mit einem Messer,
bruchstückhaft, vereinzelt, wunderschön.

Das Problem mit der Symmetrie liegt darin,
dass sie nicht tatsächlich existiert, so wenig wie
die Erde tatsächlich rund ist und
sich dennoch dreht. Der Körper des Menschen,
Mr da Vinci, ist der letzte Ort, an dem man nach
der Quadratur des Kreises suchen sollte.

EB Kelly, meine Freundin seit der fünften Klasse

Ich wusste natürlich, wie gefährlich und schaurig die Operation war. Aber ich muss zugeben, dass ich hauptsächlich ungeduldig war, als ich am 15. Juli 2001 im Wartezimmer saß. Ich wollte nur, dass es möglichst schnell vorbei wäre und sie wieder herauskäme. Schließlich ist doch alles, was mit Laura zusammenhängt, ein Kampf gegen das Unmögliche, Unwahrscheinliche, Unrealistische, deswegen erschien mir ihre Lungentransplantation mehr oder weniger in demselben Licht. Klar, es war ein Riesending. Klar, es musste nicht gut gehen. Aber in dem Moment und weil sie so lange auf die Lungen gewartet hatte, sah es aus, als wäre die Zeit bisher die eigentliche Herausforderung gewesen, während das Erhalten der neuen Lungen der leichtere Teil war. Ich erinnerte mich an die harte Zeit, die meine Cousine Kate direkt nach ihrer Operation durchmachte, aber das trat schnell in den Hintergrund, wenn ich daran dachte, wie quicklebendig und aktiv sie heute ist. Laura brauchte eben die neuen Lungen, musste dafür eine Zeit lang auf die Intensivstation, und dann wäre sie besser zu Fuß als je zuvor.

Diesen dummen alten Lungen weinte ich keine Träne nach. (Übrigens erinnere ich mich vor allem an eine Szene, wenn ich an die lange Warterei zurückdenke. Im Juni hatte ich Laura für ein Wochenende in Boston besucht, und als ich sie zum Abschied umarmte, meinte sie, ich solle sie ordentlich fest drücken, nur für den Fall, dass ich diese Lungen zum letzten Mal umarmen sollte. Ich erinnere mich so intensiv daran, wie deutlich ich ihre Rippen an meinen Armen gespürt habe und dass ich kein bisschen Mitleid mit den alten kranken Lungen hatte.)

Egal, zurück zur Transplantation. Wie schon gesagt, nachdem ich den ersten Schock überwunden hatte, empfand ich den Tag der Operation und den Tag danach eher als Teil der Wartezeit. Warten, bis sie entlassen würde und dann besser drauf wäre als je zuvor. Ich fuhr zurück nach New York und erzählte stolz jedem, den ich traf, von meiner Freundin und ihren neuen Lungen und richtete mich darauf ein, das nächste Wochenende wieder hochzufahren, falls sie bei Bewusstsein sein sollte.

Ich flog am nächsten Wochenende tatsächlich nach Boston und hing zwei Tage lang mehr oder weniger sinnvoll vor der Intensivstation herum, nur unterbrochen von einem sehr spannenden ausgedehnten Bad der Patienten, bei dem auch eine Klistierspritze, eine Bettpfanne und eine von Lauras Zimmergenossinnen aus Brown eine Rolle spielten. Schon erstaunlich, was man so alles aus Liebe tut. Ich war so glücklich, Laura zu sehen und mit ihr zu reden, und obwohl sie noch an allen möglichen Schläuchen hing, hatte ich doch das Gefühl, als habe ihr neues Selbst die Bühne betreten.

Erst als ich an jenem Sonntag nach Hause kam, ließ ich es zu, dass mich meine eigentlichen Gefühle einholten. Ich flog spätnachmittags nach Hause und ging am Abend mit meiner Familie in einen schmalzigen Kinofilm. Wir beschlossen, zum Kino zu laufen, und spazierten Richtung Lexington. Auf der Höhe der 66th Street schossen mir plötzlich die Tränen in die

Augen. Denn in diesem Moment, als ich Lauras Haus erblickte, begriff ich endlich, wie nahe ich daran gewesen war, einen dermaßen wichtigen Teil meines Lebens zu verlieren und wie viel mir Laura tatsächlich bedeutete. Als an wir Lauras Haus vorbeigingen, fielen mir alle Erinnerungen ein, die wir gemeinsam mit diesem Platz verbanden. New York ohne sie, das ist nicht mehr dasselbe. So werde ich das immer empfinden. Zum ersten Mal, seit ich mit Laura befreundet bin, wurde mir klar, wie unfähig ich sein würde, ohne sie weiterzumachen. Natürlich, theoretisch bestand immer die Möglichkeit, sie zu verlieren. Aber das wurde für mich nie so greifbar wie in diesem Moment, als ich buchstäblich Erinnerungen sah, die wir miteinander teilten.

Und in diesem Augenblick fürchtete ich mich mehr als zu irgendeinem anderen Zeitpunkt im Lauf von Lauras Krankheit. Die physische Anwesenheit von Lauras Zuhause in Kombination mit der Möglichkeit, dass ich sie nie wiedersehen könnte, gab mir das Gefühl, verwundbar zu sein, und jagte mir Angst ein. Ich könnte es nicht ertragen, sie nicht mehr in meinem Leben zu wissen. Das ist vollkommen unannehmbar. Ich nehme an, dass ich in diesem Moment begriffen habe, was es bedeutet, jemanden so tief zu lieben, dass er ein Teil von dir wird. Und das ist meine Erinnerung an Lauras Transplantation. Die Entdeckung, dass ein Teil von Laura dauerhaft in mich transplantiert wurde – ein so wichtiger und vitaler Teil, dass ich ohne ihn nicht sein kann.

Tante Judy

Ich kannte meinen ältesten Bruder nicht sehr gut, als wir aufwuchsen, denn er war zehn Jahre älter als ich.

Jon und Mary lebten schon einige Jahre zusammen. Ich erinnere mich an den Tag, als er um ihre Hand anhielt, als wäre es gestern. Als die Familie anrief, schrie und lachte ich am Telefon, sie sollten mich nicht auf den Arm nehmen, denn ich glaubte es einfach nicht. Mein anderer Bruder musste schließlich ans Telefon gehen und mir bestätigen, dass es stimmte. Die Hochzeit war eine sehr schöne Feier an einem windigen, regnerischen Tag in Riverdale, New York.

Laura wurde am 3. Februar 1981 geboren. Aber die Antwort auf die Frage, ob Mutter und Kind wohlauf seien, bekam nach ein paar Tagen einen bitteren Beigeschmack. Laura hatte einen Darmverschluss und musste nach vier Tagen operiert werden. Und die Diagnose war Mukoviszidose. Ich verstand nicht genau, was das bedeutete, wusste aber, das konnte nichts Gutes heißen. Wie schlimm für Jon und Mary. Laura hat von Beginn an gekämpft. Sonst hätte sie denselben Weg wie andere Föten gewählt. Aber nein – sie wollte überleben. Sie wollte ein Leben haben. Das wusste ich schon, als sie noch keine Woche alt war.

Ich weiß nicht mehr genau, wann ich sie zum ersten Mal gesehen habe, ich denke, sie hatte gerade laufen gelernt. Ich lebte weit weg, hatte gerade zu arbeiten angefangen und nicht viel Geld. Sie schickten mir ein Bild, auf dem sie sitzt, wahrscheinlich war sie damals acht Monate alt. Sie hielt ihre Händchen wie zum Gebet gefaltet, und sie blickte mit ihren riesengroßen Augen auf. Eine alte Seele. Eine mit einem ganz besonderen Schicksal.

Jon, Mary und Laura besuchten meine Eltern jedes Jahr um die Weihnachtszeit. Als sie vier Jahre alt war, überschnitt sich mein Aufenthalt in Florida für ein paar Tage zufällig mit dem ihren. An dem Morgen, als sie wieder abreisten, spielte Laura mit mir auf dem Boden des mittleren Schlafzimmers.

Viel Platz war da nicht und die meisten Spielsachen waren schon eingepackt worden. Sie spielte ein krankes Kind, das mit dem Rettungswagen ins Krankenhaus gebracht wird. Über ihre Krankheit wusste sie nicht viel, ich nehme an, dass sie nicht einmal den Namen kannte. Sie wusste nur, dass sie vor dem Essen eine riesige Tablette schlucken musste. Ihr Spiel war unheimlich und nicht aus ihrem Erfahrungsschatz gegriffen. Ich wusste, dass sie sich vorbereitete.

Zeitsprung zum ersten Mal, als ich mit Jon und Mary kurz vor meiner Hochzeit Ferien am Strand verbrachte: Laura hustete, wie ich sie noch nie husten gehört hatte. Irgendwie wusste ich, dass sie damit nicht mehr aufhören würde. Ihre Krankheit hatte lange Zeit keine so große Rolle gespielt, aber diese Tage waren eindeutig gezählt.

Ich weiß nicht mehr, wann sie sich auf die Warteliste für ein Spenderorgan setzen ließ. Ich weiß nur noch, dass es mir meine Mutter erzählt hat. Lauras Name sollte auf der Liste stehen, falls sie je eine Transplantation brauchen sollte.

Sie besuchte mit Erfolg das College, schrieb unglaublich schöne Gedichte, in denen sich die Gedankentiefe zeigte, mit der sie ihre Krankheit bewältigte. Nicht mehr das tapsige, naive Kind. Kränker inzwischen. Die Krankenhausaufenthalte häuften sich. Ich las jeden Zeitungsbericht über Muko-Patienten, die gegen alle Wahrscheinlichkeit noch lebten und Hoffnung hatten. Vielleicht, weil ich mir selbst Hoffnung machen wollte.

Jon rief an und fragte, ob ich zu Lauras Highschool-Abschlussfest kommen wolle. Ich habe die Highschool-Abschlussfeste meiner anderen Neffen und Nichten nie besucht. Jon erklärte, es solle für Laura ein ganz besonderes Fest werden, denn vielleicht würde sie keinen weiteren Abschluss mehr machen können. Ich sagte sofort zu und nahm mir vor, dass ich meinen Teil dazu beitragen wollte, damit sie ihre Feier in guter Erinnerung behielt. Laura hatte eine Party in einem Restaurant organisiert und Menschen, die sie aus dem Krankenhaus und anderswoher kannte, eingeladen. Ich bereitete eine Rede über ihre Stärken vor und sprach im Namen der Familie. Außerdem habe ich ihr eine Reihe von Stammbäumen geschenkt. Ich begann meine Rede nach dem Essen. Jon und Mary hatten befürchtet, dass niemand etwas sagen würde, und hatten mich darum gebeten, den Ball ins Rollen zu bringen. Es funktionierte. Einer nach dem anderen, Krankenschwestern, Ärzte, Assistenzärzte und so weiter erzählten, was sie von meiner Kleinen gelernt hatten. Ich war so stolz.

Sie entschied sich für die Brown University und schaffte drei Semester. Dann unterbrach sie wegen der Transplantation das Studium, das geht in der letzten Phase vor dem Eingriff nicht anders. Ich hatte Angst, Angst, wir könnten sie verlieren. Je länger das Warten dauerte, desto schrecklicher wurde es. Lange vorher schon hatte mich Laura gebeten, sie nach ihrer Transplantation zu besuchen. Ich hatte Angst, dass es dazu nie kommen würde. Ich fragte mich, ob ich sie vorher besuchen sollte. Ich dachte, vielleicht verebbt ihr Leben langsam. Ich wollte sie sehen, bevor sie stirbt.

Schließlich rief Jon an und hatte die Neuigkeit, dass sie operiert werden sollte – man hatte Lungen für sie gefunden. Er erklärte das Verfahren, die Chancen, die Vorbereitungen, die im Krankenhaus getroffen wurden. Ich hätte verzweifelt gern irgendetwas Nützliches beigetragen, aber ich saß am anderen Ende der USA. Ein Teil von mir war richtig eifersüchtig auf die beiden Freundinnen, die Jon und Mary im Krankenhaus helfen konnten, und ein anderer Teil von mir war dankbar, dass sie dort sein konnten. Ich rief jeden Tag an, um zu hören, wie sich die Dinge entwickelten. Bei einem Anruf hatte ich eine der Freundinnen an der Leitung. Sie erzählte, wie sehr Jon die ganze Angelegenheit mitnahm. Plötzlich wusste ich, wie ich helfen konnte.

Mit den Jahren hatte ich mit Jon mehr Zeit verbracht als mit meinen anderen Geschwistern. Er war ein Spaßvogel. Und meine Beziehung zu Laura würde nicht über meine gesamte Lebenszeit dauern. Jetzt brauchte er Unterstützung. Dringend. Also änderte ich die Art meiner Anrufe. Ich rief an, um mich nach seinem Befinden zu erkundigen. Als ich ihn das erste Mal danach fragte, war er sehr überrascht. Ich erklärte ihm, dass ich für ihn da sein wollte, weil ich seine Schwester sei und dass mir klar wäre, wie schwer diese Zeit für ihn sein musste. Er redete ein wenig.

Als ich etwa sechs Wochen nach der Transplantation zu Besuch kam, holte er mich am Flughafen ab, und wir übernachteten in einem Motel, bevor wir am nächsten Morgen zu Fisher's Island übersetzten. Er redete fast zwei Stunden lang, erklärte und erzählte von den ganzen Schwierigkeiten, die er und Laura durchlebten. Seine Gefühle hatten sich damit natürlich nicht in Luft aufgelöst, aber ich hatte doch den Eindruck, dass er am nächsten Morgen ruhiger war. Ich hatte einen Weg gefunden, wie ich helfen konnte. Nach all den Jahren hatte ich endlich die Distanz überbrückt, die ich mein Leben lang gespürt hatte. Ich fühlte mich Jon so eng verbunden wie noch nie zuvor. Ich hätte nie gedacht, dass Lauras Transplantation die Gelegenheit für eine solche Annäherung bieten würde. Aber so war es, und ich bin dankbar dafür. Er geht mir immer noch manchmal ziemlich auf die Nerven, aber ich habe seine Verletzlichkeit gesehen und ihn anders erlebt als in der Vergangenheit.

Es war die reine Freude, Laura auf Fisher's Island Fahrrad fahren zu sehen, zum ersten Mal seit Jahren. Wir hatten die Gelegenheit, über ihre Erfahrungen vor und nach der Transplantation zu reden, als ich sie mit dem Auto nach Boston zu einem Arzttermin fuhr. Wir sprachen darüber, dass sie sich darüber bewusst war, wie sehr sie am Abgrund stand – nicht das einfachste Thema, aber ich war so erleichtert, offen darüber sprechen zu können.

Bis zu diesem Zeitpunkt hatten sich die Dinge zum Positiven entwickelt. Dann jagte eine Komplikation die nächste. Jedes Mal, wenn ich von den neuesten medizinischen Desastern erfuhr, dachte ich ganz intensiv an den Engel mit den riesengroßen Augen, in denen so viel Hoffnung stand, der einen Auftrag zu erfüllen hatte, und versuchte, mich davon zu überzeugen, dass ihr Körper es schaffen würde. Mehrmals sah ich mich schon auf ihrer Beerdigung. Sah mich vor einer Kirche voller Menschen und wieder für die Familie reden. Sah mich mein Lieblingsgedicht von Laura Rothenberg vorlesen, das über ihre Party. Ich will das tun, aber das Bild ist falsch. Die Zeit ist noch nicht gekommen.

Eines Tages rief Laura an und wollte mit mir über einen psychologischen Spruch reden, der über dem Telefon hing. Er gab ihr Hoffnung und bestätigte mein Gefühl – für sie ist die Zeit noch nicht gekommen. Was sie physisch durchstehen muss, wird schwer, das wird sich wohl kaum noch ändern. Aber sie wird länger bei uns bleiben. Da bin ich sicher. Das ist Laura, eine Kämpfernatur, seit sie gezeugt wurde, eine Kämpferin, deren Auftrag noch nicht zu Ende gebracht ist. Ich kann kaum belegen, was ich spüre, aber die Transplantation hat Laura mehr Zeit gegeben. Es ist schwer, sie kämpfen sehen zu müssen, aber der Kampf lohnt sich, das hat sie immer gewusst. Ich bewundere und verehre ihre Fähigkeit, zu kämpfen, und liebe sie umso mehr für die Zerbrechlichkeit und Verwundbarkeit, die sie im letzten Jahr durchschimmern ließ. Ich habe durch die Erfahrung mit ihr viel über den menschlichen Geist gelernt.

Ben Torpey, Freund aus dem College

Meine Blicke dringen geradewegs in ihre Brust, ich will vermutlich einen Blick von der Aktion erhaschen: geflicktes Gewebe, verdrehte Arterien und Venen und fleischiges, weißes Zeug und was sonst noch auseinander gerissen und wieder zusammengenäht wurde, die Narben, die hysterischen weißen Blutkörperchen (Schmeiß die Dinger hier raus! Was zum Teufel sind das für Dinger?), die Immunsuppressiva bemüht, alle ruhig zu halten (Nix zu sehen, Leute, geht weiter!). Medikamente wirbeln herum und erzählen sich gegenseitig und allen anderen, was wann zu tun ist; so muss Chaos aussehen, und ich will es mir aus der Nähe anschauen.

Schrumpf mich, und gib mir eine dieser Minikapseln, mit denen man durch die Blutbahnen fahren kann, so welche, die wie im Traum durch das gigantische Geflecht roter Flüsse kurven. Stell die Instrumente auf neue Lunge 1 und 2, und dann mit Vollgas hingebraust, und dann will ich mich ausklinken und umschauen. Vielleicht werde ich dann verstehen, was das mit diesem »Ich hatte gerade eine Doppellungentransplantation« auf sich hat und mit dem ganzen medizinischen Jargon, mit dem Laura um sich wirft und der nicht erklärt, warum Laura wie Laura aussieht, Soßenspritzer ins Gesicht kriegt wie Laura, atmet wie Laura, mit Lungen, die nicht ihre eigenen sind oder ihre eigenen werden oder einfach Lungen sind, die niemandem gehören, aber trotzdem atmen.

Es ist Anfang August und ich verlasse in ein paar Wochen das Land für fast ein Jahr. Wir trafen uns in der von der Klimaanlage heruntergekühlten Eingangshalle ihres Wohnhauses. Sie ist dünner, trägt das Haar kurz geschnitten und lächelt breit. Sie sieht gut aus. Ich hätte nicht erwartet, dass sie so gut aussehen würde. Und sie atmet. Ein – es ist so schön, dich zu sehen – und aus und ein. So atmet sie. »Es wird nicht leicht sein«, sagt sie. »Das erste Jahr ist das schlimmste.« Wir essen Pasta in einem sonnigen Café in Brookline. Ich sitze ihr gegenüber und betrachte ihre Brust. Ein und aus und kauen und ein und schlürfen und schlucken und aus. Alles auf einmal, ohne nachzudenken. So atmen wir.

Doktor David Olsen, Assistenzarzt im 3. Jahr, Boston Children's Hospital

Ich habe mir vorgenommen, einen etwas anderen Ansatz für die Beantwortung der Frage »Wie war es, mit Laura und ihrer Transplantation zu tun gehabt zu haben?« zu wählen. Das »und« ist hier natürlich besonders wichtig, denn Laura reduziert sich natürlich nicht auf ihre Transplantation. Es war ein bisschen seltsam, nur eine winzige Rolle in Lauras Gesundheit vor und nach der Transplantation gespielt zu haben. Da ich kein Lungenspezialist bin, sondern Lauras Arzt (Betonung auf dem Possessiv), drehte sich unsere erste Begegnung eigentlich um die Grundzüge der Mukoviszidose, die ich von einem erfahrenen Veteranen lernen konnte. Ich begriff jedoch relativ schnell, dass ich wahrscheinlich mehr als ein Freund helfen konnte, neben meiner Rolle als jemand, der sich um sie sorgt.

Dass ich die Begegnung mit Laura als bereichernd empfunden habe, liegt weniger an den medizinischen Aspekten als an der Tatsache, dass ich im Lauf der sehr holprigen letzten zwölf Monate (oder so) ihre Persönlichkeit kennen lernen durfte. Die Einlieferungen und Entlassungen, die Hochs und Tiefs, die Erfolge und Rückschläge im Zusammenhang mit der Mukoviszidose und der Lungentransplantation ergeben sich für mich nicht aus den Laborwerten, dem Lungenfunktionstest und den Ergebnissen von Computertomografien. Mit diesen Dingen decken wir nur den Tisch für unsere Interaktion, eine Art Eisbrecher bei einem Familienfest. Sobald sie geklärt sind, bleibt uns nur noch die Essenz des menschlichen Wesens und der menschlichen Beziehungen. Sehr schnell wird etwas wichtig, das nichts mit den heutigen Lungenfunktionswerten, dem gestrigen CT oder sogar den Wundern von Lauras Krankengeschichte zu tun hat.

Wahres Gold zeigt sich in den Momenten, in denen ich mir die letzten Strickkreationen anschaue, den Plan mit aushecke, einem kleinen Freund eine Stinktier-Tablette zu schicken, Gespräche über die Seminare in Brown führe oder bei einem gemeinsamen Mittagessen (und das meist aus speziellen Nährlösungen bestand) oder wenn ich mir Geschichten von »ganz besonderen Freunden« anhöre. Ich merke, dass ich weniger Lauras Arzt sein will als einer von den vielen Menschen, die sie – hoffe ich – einen Freund nennt. In einigen Jahren werde ich sicher die Einzelheiten in Bezug auf die Pflege von Mukoviszidose-Patienten vergessen haben und welche Vorkehrungen dafür im Krankenhaus notwendig sind. Aber was ich nie vergessen werde, ist die einfach fantastisch Art, wie sie ihre Haare hochsteckt, die Papierkraniche, die gemeinsamen Mittagessen und der Ausdruck von Begeisterung in den Augen einer Studentin im dritten Semester, die ihre Seminare auswählt und über ihre Rückkehr nach Providence Mutmaßungen anstellt.

Die Mukoviszidose war für mich ein Mittel zum Zweck – Eintrittskarte in den heiligen Bezirk eines fremden Lebens. Und trotz der Hochs und Tiefs, der Enttäuschungen, Rückschläge und der physischen Siege halte ich die Wärme einer Freundschaft, die ich spüre, wenn ich in ein inzwischen vertraut geschmücktes Krankenhauszimmer trete, in Ehren.

Mariann, Krankenschwester auf der Transplantationsstation

Ich schreibe über meine Eindrücke und Beobachtungen als Krankenschwester auf der Intensivpflegestation, über meine Erfahrungen mit Laura R. und ihre Lungentransplantation. An die erste Begegnung erinnere ich mich lebhaft. Ich ging zu Zimmer 817, »ihr eigenes Zimmer«, um Laura bei den Vitalfunktionen und den Lungenwerten zu helfen. Laura machte wie immer mehrere Sachen gleichzeitig, echtes Multitasking. Sie telefonierte, hatte ihren Laptop geöffnet und eingeschaltet, streckte den Arm für die Blutdruckmessung aus und ihren linken Zeigefinger in den Clip für die Sauerstoffsättigungsmessung. Sie verpasste nicht ein Wort von ihrem Telefonat, und Blutdruck und Oxyhämoglobinwert waren super. Ich dachte »Junge, Junge« bei mir, viel beschäftigtes, engagiertes Mädchen. Ich schaute mich in ihrem Zimmer um und genoss die Innenausstattung. Eine altmodische Schirmlampe, Handy mit dem Sound einer Stereoanlage, mehrfarbige Origamikraniche, die an der Stange für die Infusionsflasche hingen, witzige Plakate und Bilder, Bilder, Bilder von Familienangehörigen und Freunden. So einmalig, so typisch Laura!

Unsere Beziehung erstreckt sich über die letzten neun Monate, weil Laura häufig mit komplizierten medizinischen und operativen Problemen eingeliefert wurde, die ihr Leben seit der Transplantation begleiten. Wir haben viele schöne und schreckliche Tage miteinander verbracht. Jedes Mal aufs Neue hat mich Lauras Mut, ihre Offenheit, ihr Humor und ihre Intelligenz beeindruckt. Ihre Aufrichtigkeit und die Courage, mit der sie ihre Sache selbst vertrat, wuchs und gedieh und ich empfinde es als Auszeichnung, mit ihrer Pflege beauftragt worden zu sein. Zum Abschluss möchte ich einen Vers zitieren, den ich mit Laura R. in Verbindung bringe.

Feig ist meine Seele nicht,
ist kein Espenlaub in der sturmgeplagten Welt.
Ich seh des Himmels glorreiches Licht,
und auch mein Glaube scheint
gegen meine Angst gestählt.

Emily Brontë, *(No coward soul is mine, 1846)*

Will Schutt, Freund aus der Highschool

Das Meiste lief übers Telefon. Das hat sich zwischen uns eingebürgert, seit ich aufs College gehe. Sie ruft an und ich rufe zurück, ich rufe an und sie hebt ab, sie ruft an und ich bin nicht da, sie ruft an und ich bin da.

Allzu oft kann ich nicht »mal kurz vorbeischauen«, aber trotzdem habe ich Laura einmal vor der Operation besucht, während sie in Boston auf den Anruf wartete. Die Wohnung war voller Origamikraniche, die sie, wie sie mir erzählte, gefaltet hatte, ihr Zimmer war so hergerichtet wie all ihre Zimmer – im Krankenhaus, zu Hause und sicher auch jetzt in Providence. Immer gibt es viele Fotos von neuen und alten Freunden. Es gibt Sprüche, Tiere und Bilder. Trotzdem erinnere ich mich, dass ich dachte: Ich habe es mir anders vorgestellt.

Wahrscheinlich machte ich mir keine großen Sorgen, weil wir meistens nur telefonierten und wegen meiner Naivität (Laura zählte mir oft ihre diversen Gebrechen auf und die Medikamente, die sie jeweils dagegen nahm, die Operationen, die eventuell nötig sein würden, aber ich kann mir das alles einfach nicht merken), und auch, weil ich auf eine dumme Art ziemlich sorglos bin, weil Laura in meiner Vorstellung immer stark und selbstsicher war. Ich weiß, das ist komisch. Ich habe mich oft verflucht, dass ich nicht ernsthafter, ängstlicher damit umgehe. Gut, sie rief an und sagte: »Ich geh jetzt ins Krankenhaus«, und es klang wie: Dann bis später.

Es half wahrscheinlich nicht viel, dass ich mitten in der schwierigsten Zeit zu Besuch kam. Ich fuhr zehn Tage nach ihrer Transplantation mit dem Bus nach Boston, übernachtete bei einem guten Freund in Quincy und verbrachte den größten Teil der paar Tage mit Laura, ihrer Familie und ihren Freunden. Bevor ich sie selbst sah, sprach ich mit ihrer Patentante und lernte zwei ihrer Freundinnen kennen. Laura erholte sich schneller, als jeder erwartet hatte. Die Ärzte sagten, sie würde tagelang schlafen, aber sie wachte schon nach einigen Stunden auf, man erklärte uns, sie würde nichts reden, aber sie redete und scherzte und lächelte.

»Sie ist so stark«, sagten ihre Freundinnen zu mir, »es ist unglaublich.«

Ihr Vater kam und sagte dasselbe: »Sie ist so stark, es ist unglaublich.« Die Krankenschwestern sagten es nicht direkt, aber man sah es an ihrer Haltung, dass sie es dachten, so ungezwungen kamen und gingen sie.

Ich erinnere mich nicht daran, den Satz von ihrer Mutter gehört zu haben, aber sicher dachte sie, was wir alle dachten.

Und was mich, glaube ich, am meisten in dieser Situation berührt hat, war, dass ich gesehen habe, dass sie gute Laune hatte und tatsächlich stark war. Sie tat nicht nur so, als ginge es ihr gut, um uns zu beruhigen – so wie ich das früher schon an ihr erlebt hatte und wie sie es, seit sich die Schattenseiten der Operation zeigen, wieder getan hat –, sondern sie freute sich über ihren Sieg und ihre Stärke und ihre Fortschritte. Die Transplantation ermöglichte ihr so viele neue Dinge, die sie tun konnte ... und Laura hat mir oft erzählt, dass sie sich mit diesen neuen Dingen beschäftigen wollte.

Ich bin einfach ein Trottel und kann nur sagen, ich glaube, es ist Lauras Willenskraft, die ihr geholfen hat, die Transplantation so gut durchzustehen, die sie dahin gebracht hat, wo sie heute steht, und die uns alle mitgezogen hat.

Lucy Pentland, meine Großmutter

Ich wünschte, ich könnte einen echten Bericht schreiben, wie Laura bei jeder Gelegenheit mutig die Herausforderung annahm, ein normales Leben zu führen, von der Kindheit über die Schulzeit bis hin zur Aufnahme an der Brown University in Providence, immer wieder unterbrochen von wochenlangen Behandlungen im Presbyterian Babies' and Children's Hospital wegen der Mukoviszidose. Menschen versammelten sich um sie, um ihr zu helfen: Freunde und Familienmitglieder, Krankenhauspersonal, Ärzte, Lehrer, Klassenkameradinnen, bis sich die Sache umkehrte und sie ihnen half. Ich kann nur aus der Perspektive der Großmutter schreiben, als außen Stehende.

Nach der sehr anrührenden Abschlussfeier von einer sehr besonderen Highschoolklasse in Chapin und der wunderbaren Party, die Laura für die Krankenhausmitarbeiter, Ärzte, Lehrer und jeden, der ihr zum Erfolg mit verholfen hatte, gab, begannen die Vorbereitungen für den Umzug nach Providence und für das Studentenleben. Ein Zimmer wurde mit den erforderlichen elektronischen Geräten ausgestattet und die nötige Atmosphäre geschaffen mit zahllosen Bildern an der Wand, Fotos von ihrer Familie und von Freunden. Lichterketten sorgten für Stimmung. Sie meldete sich freiwillig für den Fahrdienst zum Campus zwischen 19 und 23 Uhr, nahm Kontakt zu den Ärzten im Rhode Island Hospital auf und gab dort eine Einführung für Erstsemester, die sie unter anderem nach ihrer Einstellung zum Tod fragten und eine Antwort bekamen. Mehrere ihrer besten Freundinnen waren im Presbyterian an Mukoviszidose gestorben.

Als das zweite Semester in Brown begann, wurde ihr Husten erheblich schlimmer, und in einem Seminar unterbrach der Professor die Vorlesung und sah sie an. Nach der Stunde erklärte sie ihm natürlich ihre Lage. Gerüchte über ihre Husterei wurden über die Schulcomputer verbreitet und sie veröffentlichte einen Artikel in der Schulzeitung und der Professor sprach in seinem Seminar über Diskriminierung.

Ungefähr damals wurde die Frage dringend, ob sie eine Transplantation wollte. Als sie sich im Presbyterian Hospital in New York auf die Warteliste setzen ließ, erklärten ihr die Ärzte, ihre Krankheitsform sei nicht erfolgreich mit einer Transplantation zu bekämpfen, und berücksichtigten ihren Namen daher nicht.

Das Nächste, was mir zu Ohren kam, war, dass Laura auf eigene Faust das Internet durchsucht und Kontakt mit einem

Arzt im Children's Hospital in Boston aufgenommen hatte, der Patienten mit ihrer Krankheitsform für Transplantationen annahm. Sie fuhr mit ihrem Vater und ihrer Mutter dorthin und stellte sich bei ihm vor. Das war kurz vor Weihnachten 1999. Ein Jahr später war sie zu einer Transplantation entschlossen.

Danach begann eine Zeit, in der von allen Seiten Hilfe eintraf – von ihrer Großtante (eine Erbschaft), von dem Bruder des Vaters, von guten Freunden, und es wurde eine Wohnung nahe dem Krankenhaus in Boston als Heimatbasis in Aussicht gestellt.

Laura musste immer ein Ziel haben – für den Mukoviszidose-Lauf sammeln, nach England, Schottland und Irland reisen, als es ihr möglich war, zurück nach New York, um Freundinnen zu treffen, Geburtstage, Hochzeiten.

Endlich wurde sie auf die New-England-Warteliste für Spenderorgane gesetzt, die Wohnungen in New York und Boston so eingerichtet, dass sie binnen einer Stunde im Krankenhaus sein konnte. Als Großmutter habe ich nicht jeden einzelnen Schritt aus nächster Nähe mitverfolgt, nur, ob das Atmen leichter wurde oder eine neue Infektion und ein neuer Krankenhausaufenthalt anstanden.

Endlich stand sie auf Platz 1 der Warteliste.

Aber erst im Juli, als ich in Los Angeles war, kam ziemlich früh am Morgen ein Anruf von Mary: »Laura bekommt ihre neuen Lungen!« Mich überschwemmte eine Welle der Dankbarkeit und ich musste gleichzeitig weinen, fast ungläubig.

Von der eigentlichen Transplantation habe ich nur Bilder gesehen und es mir erzählen lassen, die Ankunft der Spenderlunge, die Dauer der Operation, die Zeit im Koma – mehrere Tage, unterstützt von allen möglichen Schläuchen, ein

Moment bei Bewusstsein, ohne dass sie wusste, wo sie war, dann schrieb sie: »Das Krankenhaus hat keinen Ventilator«, was stimmte. Ich erinnere mich besonders an ein Foto, auf dem sie aufrecht dasitzt, wunderschön aussieht und bereit ist, nach Hause zu gehen.

Jetzt folgten viele Monate mit ständigen medizinischen Untersuchungen, Verfahren, wechselnden Medikamenten, Krankenhausaufenthalten. Nach allem ist es erstaunlich, wie stark ihre Stimme klingt, mit welcher Energie sie läuft, selbst wenn sie sagt, dass sich das Atmen nicht so sehr von der Zeit vor der Transplantation unterscheidet.

Natürlich muss die Sorge und Aufmerksamkeit von Jon und Mary erwähnt werden, die immer zur Stelle waren, beständig, bei jeder Krise, Tag und Nacht.

Diane Sawyer, Freundin, Nachrichtenmoderatorin

Die Transplantation bedeutet eine Ausbildung (wie ein Crashkurs in Medizin).

Sie bedeutet, unentwirrbar miteinander verflochten, Hoffnung und Gebet.

Sie bedeutet Freude und dann einen Peitschenhieb der Sorge.

Und schließlich das Gefühl, sich mit geöffnetem Fallschirm im freien Fall zu befinden.

Und vor allem bedeutet sie Laura, voller Tapferkeit, voller Leidenschaft, voller Poesie.

Sie bedeutet eine Erinnerung daran, dass das Leben uns keine Wahl lässt. Aber auch, dass es uns lieben lässt. Und wie!

Diana Fishman, Freundin aus der Highschool

Ich habe Laura im Frühjahr vor der Transplantation in Boston besucht, während sie wartete. Ich hatte schon immer die Farbtupfer bewundert, mit denen Laura ihre Zimmer verzierte, und sie brachte mir bei, wie man Kraniche faltet. Ich durfte mir aus ihrer Sammlung fein gemusterter, metallischer und orientalisch angehauchter Quadrate welche aussuchen, und sie zeigte mir Knick für Knick, wie es geht. Im Sommerlager hatte ich dieselben Schritte mit geschlossenen Augen abspulen können, aber ich hielt sie für sinnlos, und ich produzierte schiefe, knubbelige Kraniche, die keinerlei Ähnlichkeit mit den elegant durch Lauras Wohnung schwebenden Exemplaren hatten. Laura musste die meisten für mich fertig machen, wenn sie sah, dass aus meinem verknäulten Papierfetzen jedenfalls kein Vogel mehr würde. Und nur wenige Monate später waren es meine Finger, die Schnäbel ausrichteten und schlaffe Flügel ins Gleichgewicht zupften.

Seite auf Seite, Ecke auf Ecke, falten, knicken, erblühten Kraniche aus recyceltem Einpackpapier oder schimmerndem Zellophan und die Geschickteren von uns nutzten die aufwändig gemusterten Bögen von Origamipapier. Es wurde mein Auftrag, eine Art Besessenheit und die einzige Möglichkeit, wie ich meine Ängste wegen der Transplantation beherrschen konnte: 1 000 Papierkraniche für Laura. Ich weiß nicht, ob ich die Legende glauben wollte, nach der eine unheilbar kranke Person gesund wird, wenn er oder sie 1 000 Papierkraniche bekommt, oder ob es einfach meine Art war, Laura zu zeigen, wie sehr ich sie mochte und dass ich, obwohl ich nicht bei ihr sein konnte, die ganze Zeit an sie dachte.

Wenn ich während der Freizeit im Camp müßige Teilnehmer sah, die nicht wussten, was sie mit sich anfangen sollten oder sich in Tagträumereien verloren, setzte ich mich neben ihn oder sie und fragte: »Weißt du, wie man Papierkraniche faltet? Willst du es lernen?« So gab ich den Auftrag weiter. Tag für Tag zählte und notierte ich die wachsende Zahl der Kraniche in der Schachtel, die immer voller wurde. Tag für Tag verband ich Kraniche mit durchsichtigen Fäden, komponierte Farben und Größen und korrigierte unbeholfene, verknickte Missgeschicke zu perfekt ausbalancierten Kranichen.

Aber als der Tag da war, waren die Kraniche noch nicht fertig. Nicht nur die 1 000 Kraniche waren nicht fertig, ich war noch nicht einmal im Camp, sondern schlief noch im Haus meines Freundes in New York, als meine Mutter anrief. Das Handy erfüllte seinen Zweck nicht. Als ich später aufwachte und hörte, dass Laura auf dem Weg zum OP war und neue Lungen bekommen sollte, fühlte ich mich irgendwie betrogen, weil mich niemand geweckt hatte, als die Nachricht eintraf, und fand es schrecklich, dass ich im entscheidenden Augenblick nicht näher an Boston war. Ich hatte Laura ein oder zwei Wochen vorher noch mit einigen Freundinnen in ihrer Bostoner Wohnung besucht. Wir haben gegessen und zu lachen und zu reden versucht. Sie sah hinreißend und mutig aus wie immer, trotz dem durchsichtigen Plastikschlauch für den Sauerstoff, der in ihren Nasenlöchern verschwand und ihr das Atmen erleichterte. Sie unternahm nicht mehr viel, ihr Leben bestand nur noch aus Warten.

An dem Sonntagmorgen im Juli, als der Anruf kam, wollte ich nicht daran glauben, dass mein letzter Besuch wirklich mein *letzter* Besuch gewesen sein könnte. Trotzdem schwebte die Möglichkeit über meinem Kopf wie die weniger als 1 000 Kraniche an der Decke meines Ateliers im Sommercamp. Wir überlegten, ob wir direkt hinfahren und mit den anderen im Wartezimmer des Krankenhauses ausharren oder hier allein unseren Sorgen nachhängen sollten. Wir kamen zu dem Schluss, dass Lauras Eltern von Menschen umgeben waren und wir ihnen die Art von Unterstützung, die sie brauchten, ohnehin nicht geben konnten. Also übernahm das Handy wieder seine Aufgabe, uns auf dem Laufenden zu halten.

Ungefähr eine Woche nach der Operation, eine Woche, während wir aus der Ferne über Lauras Schmerzen und Zitteranfälle informiert wurden, eine Woche, in der im Akkord Kraniche produziert wurden, fuhr ich mit meinem Freund nach Boston, um Laura zu sehen. Wir beide gehörten zu den ersten Freunden, die sie sehen durften. Ich hatte einen Strauß aus Papierblumen dabei, die ein Camp-Teilnehmer gebastelt hatte, richtige Blumen durfte man ihr wegen der Immunsuppression nicht mitbringen. Ich wusste nicht, was ich sagen sollte, hatte das Gefühl, nicht besser als ein Gaffer zu sein, ich erstarrte in Ehrfurcht. Laura zeige uns Digitalaufnahmen von ihrer alten, verschrumpelten, geschwärzten Lunge und der neuen, fleischigen, gesunden. Sie war aufgeregt, stolz und kämpfte trotzdem noch mit der Realität des Lebens nach einer Transplantation. Die Zeit in dem sterilen Raum stand still, ich wollte nie mehr fortgehen, falls … – aber Laura kämpfte weiter, wie sie es immer in den sieben oder acht Jahren getan hat, die ich sie kenne.

Ich werde das nächste Semester in Westafrika sein, im Niger, ohne Telefon und erst recht ohne Handy für tägliche Updates. Mitten in den hektischen Vorbereitungen auf eine Reise in ein Land, das ich nicht verstehe, klingelte Laura bei mir, um sich auf dem Weg hoch nach Providence von mir zu verabschieden. Ich schnappte die riesige Schachtel mit den Kranichen und sauste hinunter, um sie zu übergeben. Es waren nicht ganz 1 000, aber doch beinah so viele, vielleicht 900 und irgendwas. Nach Wochen, in denen ich Papier geglättet, geschnitten, gefaltet und aufgefädelt hatte, merkte ich, dass es auf die Zahl letztlich nicht ankam. Anders als das Handy erfüllten die Kraniche ihren Zweck. Als wir uns zum Abschied umarmten, standen uns die Tränen in den Augen und ich wusste, dass es jede Mühe wert gewesen war. Laura wusste, wie sehr ich sie mag.

Ruth Rothenberg, meine Oma, nach Diktat

Tante Judy schreibt:

Ich hab's heute Nachmittag geschafft, die Oma zu fragen, wie sie auf die Transplantation reagiert hat.

Das hat sie geantwortet:

1. *Die Transplantation hat allen viel Kummer bereitet.*
2. *Von der Transplantation hat sie sich erhofft, dass du ein ganz neues Leben haben würdest.*
3. *Die Transplantation hat dafür gesorgt, dass alle Familienmitglieder in engem Kontakt zueinander standen.*
4. *Die Transplantation hat dazu geführt, dass sie jeden Tag genießt, an dem sie einen normalen Alltag lebt.*
5. *Die Transplantation hat ihr bei der Entscheidung geholfen, nach Kalifornien zu gehen. Sie fand, wenn du einen großen Sprung machen könntest, dann könnte sie das auch.*

Jane L. Rinden, Englischlehrerin an der Highschool

Im Serail

Wie Scheherazade webt sie nachts ihre Geschichten,
um das Schicksal zu überlisten.
Sie kommen zu uns als E-Mail geflogen,
angetrieben von medizinischen Fachausdrücken,
die wir noch nie gehört haben,
die Heldin steckt in immer neuen, auswegslosen
Schwierigkeiten,
Ort der Handlung ist meist der Nordost-Korridor,
in abgelegenen Wohnungen, Krankenhauszimmern,
rasenden Wagen.
Das Drama strebt seinem Höhepunkt zu,
wir halten die Luft an,
Fortsetzung folgt – morgen.
Sie ist die Herrin unserer Gefühle,
es zerreißt uns das Herz,
während wir auf ihre Entlassung hoffen.

Christopher Sales, Freund aus dem College

Ich erinnere mich an das Gefühl der Nervosität, die Angst, du könntest sterben, bevor die Transplantation stattfindet. Als Diana und Josh und ich dich an jenem Wochenende vor der Transplantation besuchten, machte ich mir Sorgen, die neuen Lungen würden nicht rechtzeitig eintreffen. Gleichzeitig hatte ich auch Angst vor der Transplantation selbst. Ich wusste nicht, ob du den Eingriff überleben würdest – was, wenn du dabei gestorben wärst?

Also brachte ich meine Kamera mit. Ich sagte mir, die Bilder sind für Laura und all die Menschen, die Laura lieben und sich um sie sorgen, besonders ihre Eltern. Falls sie diese Lungen nicht kriegt oder die Transplantation nicht funktioniert, will ich Laura und ihre Lieben auf diesen Bildern haben.

Ich erinnere mich an meinen Entschluss, meine Zeit am Wochenende vor der Transplantation zu opfern, um Zeit mit dir zu verbringen und die Fotos *für* dich aufzunehmen. Meine Freundin und ich stritten uns sogar (hinterher), weil ich mich aus der geselligen Atmosphäre während unseres Besuchs ausgeklinkt hatte, sie fand es egoistisch von mir, dass ich mich so in meine Fotografiererei hineinsteigerte. Ich erklärte ihr, dass diese Fotos meinem Gefühl nach nicht für mich waren, sondern für dich und deine Eltern. Egal, vielleicht erinnerst du dich daran, dass ich an dem Tag wirklich sehr viele Fotos gemacht habe. Jedes Mal, wenn ich auf den Auslöser drückte, hatte ich das Gefühl, dass mir die Zeit davonlief. Was, wenn dieses Foto nichts würde? Also müsste ich noch eins schießen und noch eins, nur für den Fall … nur für den Fall, dass du sterben würdest. Und das meine ich ganz ehrlich.

In der Zeit nach der Transplantation hast du dich langsam erholt … Ich beschloss, meine »Fotografenpflicht« an den Nagel zu hängen. Ich hatte allmählich das Gefühl, dass ich dich zu häufig mittelbar durch eine Linse erlebt hatte, wenn ich dich traf. Also legte ich die Kamera weg und habe sie seither kaum noch angerührt. Stattdessen habe ich (ohne großen Erfolg) versucht, einfach nur Zeit mit dir zu verbringen. Und mitten in diesen ach so beschäftigten Tagen frage ich mich, warum mir das nicht gelang.

Mrs Putnam, Englischlehrerin an der Highschool

Meine erste Erinnerung an Laura in Chapin fällt zeitlich mit einer anderen Schülerin zusammen, die in der Oberstufe starb und von der ich zum ersten Mal etwas über Mukoviszidose gehört hatte. Ihre würgenden Hustenanfälle fanden ihr Echo in denen einer viel jüngeren Schülerin, Laura. Beide nahmen eifrig am Unterricht teil und waren so frustriert über die Gewalt ihrer Krankheit, dass sie Benefizveranstaltungen zur Unterstützung der Forschung veranstalteten. Der jährliche Mukoviszidose-Lauf gab allen Gelegenheit, den Kampf zu Ehren von Amanda und Laura mitzukämpfen. Laura war eine sensible, begeisterte und gute Schülerin im Englischunterricht. Sie konnte oft nicht teilnehmen, und ich vermisste sie so schmerzlich, dass ich sie im Columbia Presbyterian besuchen ging. Dieses Zimmer – all die Zimmer im Lauf der Jahre – zeugte von der Zuneigung all ihrer Freunde, der unglaublichen Energie und Anteilnahme von Lauras Familie und von dem Mädchen Laura. Sie war sehr mädchenhaft und musste schon sehr krank sein, um nicht mitzubekommen, ob ein Arzt beim Friseur war oder ihr genug Aufmerksamkeit schenkte! Laura schloss enge Freundschaften während all dieser Krankenhausaufenthalte.

Komisches Wort: Aufenthalte. Manchmal schien es, als sei sie häufiger im Krankenhaus als zu Hause. Ich erinnere mich daran, wie sehr Laura zu den Menschen im Krankenhaus gehörte. Zum einen hatte sie großes Interesse an anderen Patienten und sie war ein Hoffnungsschimmer für die, die einen Hoffnungsschimmer brauchten. Und ich dachte oft, dass sie auch den Krankenschwestern einen Grund lieferte, ihre Arbeit zu lieben. (Ob im Presbyterian oder später im Kinderkrankenhaus von Boston, ich war stolz, den Namen meiner

Freundin zu sagen und immer huschte eine Freude über die Gesichter der Krankenschwestern, besonders wenn es zu dem Zeitpunkt etwas Gutes zu berichten gab.) Ihre Freunde hofften mit ihr, es ginge ihr bald besser und sie könnte entlassen werden, und fielen in Verzweiflung, wenn sie einen Rückschlag erlitt. Ein großer Teil des Lebens in Chapin drehte sich um Laura: Welche Telefonnummer hatte sie diesmal? War ihr nach Reden zu Mute? Wie schlugen die Medikamente an? Wie reagierte sie auf die letzte Lungenspiegelung? Wie auf den Tod einer Muko-Freundin?

Sich die Hoffnung bewahren, das war schon viel bei dem Auf und Ab auf der Achterbahn, die man mit Lauras Mukoviszidose durchlebte. Sie kam zurück und glänzte mit einer hervorragend gespielten Kostümrolle in einem Theaterstück und dann, rums, wieder ins Krankenhaus. Oder sie organisierte eine Geburtstagsfeier für eine ihrer Freundinnen und kehrte zurück ins Krankenhaus. Wir anderen gingen in die Knie, dabei standen wir überhaupt nicht auf dem Spielfeld. Ich erinnere mich an den Tag, an dem sie 18 wurde, sie brachte einen großen Kuchen für ihre Klassenkameraden mit, aber sie zog sich ziemlich rasch in einen anderen Raum zurück, weil ihr, die sie kurz zuvor wieder eine Freundin an die Krankheit verloren hatte, die messerscharfe Ironie bewusst wurde, nach der sie jetzt ihre mittleren Jahre lebte.

Als die Möglichkeit einer Transplantation realer wurde, war Laura mehr als bereit, vorwärts zu gehen. Die folgenden Monate des Wartens in Ungewissheit waren lang, sehr lang für jemanden wie Laura, der etwas in Bewegung bringen will. Für ihre Freunde nahm sie sich in Briefen, Telefonaten und bei Besuchen zusammen. Mein Mann und ich waren erleichtert, als sie fröhlich zum Frühstück oder auf eine Tasse Tee herüberkam, als wir ihr in Boston einen Besuch abstatteten.

Gleichgültig, was in ihr selbst vorging, Laura erklärte uns freimütig und geduldig die Sachlage und welche Möglichkeiten ihr offen standen. Ich habe mich oft gefragt, wie sie in jenen Tagen so fröhlich sein konnte. Ich hoffte, dass es sie nicht zu viel kosten würde, mit so vielen Freunden so umzugehen.

Die Transplantation selbst war ein denkwürdiges Ereignis, das die vor Ort anwesenden Freunde ebenso ausführlich kommentierten wie es seinerzeit mit der ersten Landung auf dem Mond geschehen war. Die Telefonate und E-Mails waren wunderbar und sehr detailliert und installierten ein außergewöhnliches Netzwerk unter den Freunden, die sich große Sorgen wegen des Ausgangs der Operation machten. Ich habe es bedauert, dass ich nicht dort sein konnte, aber es war fast so, als wäre ich dort. EBs Berichte hätten den Pulitzer-Preis verdient gehabt. Unser erster eigener Besuch nach der Operation war fröhlich. (Er fand vor den meisten Komplikationen statt.) Im Krankenhaus waren sie verhalten optimistisch, freuten sich für die junge Patientin, die ihnen ans Herz gewachsen war. Wie üblich mussten wir uns wegen der nötigen Hygiene umziehen, aber das war es wert. Wie üblich war ihr Zimmer ein Schrein mit Bildern von Freunden und Familienangehörigen, mit überall verstreuten Fotos und Postkarten und Plakaten, Ballons und Stofftieren. Immer noch keine Blumen, meine ich. Ihre Freundin aus New Hampshire war gekommen, um sie zu besuchen, und die zwei heckten schon wieder Unsinn aus.

Eine Sache, an die ich mich in dieser Zeit erinnere, war Lauras nachdrückliche Unterstützung für eine Klassenkameradin aus New York, die plötzlich an Leukämie erkrankt war. Laura rief sie oft an; es gibt nicht viele junge Leute, die aus erster Hand über lebensbedrohliche Krankheiten reden können. Laura rief auch einen alten Freund unter den Assistenzärzten im Presbyterian an und sorgte dafür, dass er K. im New York Hospital besuchte. Diese Treue zu einer ehemaligen Klassenkameradin hat das Herz einer ehemaligen Lehrerin erfreut.

Während ihrer gesamten Schulzeit hatte Laura eine große Passion für das Schreiben. Sie schrieb nicht nur über Mukoviszidose, aber als die Krankheit fühlbarer wurde, schrieb und schrieb sie. Durch ihr Schreiben verstand sie mehr von den anderen Patienten und von den Ärzten. Laura schrieb Geschichten, Theaterstücke, Gedichte und über ihre eigenen Erinnerungen. Laura war tapfer, einfallsreich und kunstfertig in ihrem Schreiben. Sie bot ihren Lesern bemerkenswerte Einsichten. Für sie war es ein Rettungsanker und sie wollte so gut wie möglich darin sein. Sie wollte verstehen, warum ihr das widerfuhr und was sie dazu tun konnte. Sie interessierte sich in einer fast abstrakten Weise dafür, wie andere sie wahrnahmen. Und sie war entschlossen, sich nicht über die Krankheit zu definieren. Es steht außer Frage, dass sie sich in keine Schublade pressen lässt.

Jane Seides, meine Tante

Ich hoffte, träumte und betete, Laura möge ein neues Paar Lungenflügel bekommen und damit bessere Aussichten für ihr Leben. Wir erfuhren, dass ihre Transplantation wenige Stunden vor unserem 35. Hochzeitstag stattfand. Wir weinten, beteten, standen Ängste aus und freuten uns, alles gleichzeitig. Lauras neue Chance war das kostbarste, wichtigste Geschenk, das wir zur Feier dieses Tages hätten erhalten können. Ich spürte Gottes Gegenwart und seinen Segen für sie und für uns.

Steve Levin, Freund aus dem College

Es gibt entscheidende Phasen im Leben. Situationen, die bisher rein theoretisch existierten, werden wirklich und gewinnen eine Macht, die alle anderen Lebensbelange in den Hintergrund drängt. Das trifft auf die Suche einer Person nach Liebe zu, auf Ausreißerzüge oder einen Soldat in der Schlacht. In der Regel kann der oder die Betroffene etwas tun, eine Entscheidung treffen, handeln oder sonst wie Einfluss ausüben oder sogar das entscheidende Ergebnis selbst bestimmen. Das verleiht uns ein Gefühl der Macht und der Zuversicht, und beide sind falsch.

Der Zufall und das Glück entziehen sich unserem Einfluss, und ich glaube, das ist es, was wir Glaube nennen. Wir können es auch Hoffnung nennen, ob diese Hoffnung durch Gott, Liebe, Leid oder Freude lebt. Im Angesicht der unglaublichsten und schwierigsten Zeiten, der entscheidenden Zeiten, sind uns Hoffnung und Glaube unentbehrlich, damit wir unser eigenes Wesen verstehen. Ich bin sicher, dass Laura Rothenberg das sehr genau weiß. Sie hat ihren Teil dazu beigetragen, dass ich es gelernt habe.

Carol Deboer-Langworthy, Dozentin für Englisch an der Brown University

Im Frühjahr 2000 bot ich an der Brown University zum zweiten Mal ein Seminar zu einem besonderen Bereich des argumentativen Schreibens unter dem Titel »*Lifewriting*« – biografisches Schreiben – an. Der Kurs war noch ziemlich neu und ich suchte nach Ideen, wie ich den Unterricht gestalten könnte. Jemand hatte ein nette Idee: Lass die Kiddies doch ihren eigenen Nachruf schreiben! Es zwingt sie dazu, sich über ihre Erwartungen für ihr Leben klar zu werden und gleichzeitig wird ihr Blick auf dessen bisherigen Verlauf gelenkt.

Also stellte ich in der ersten Stunde diese Aufgabe. Bevor ich die Arbeiten einsammelte, sollten die Seminarteilnehmer reihum den ersten Absatz ihres Textes vorlesen. Die meisten Studenten beschrieben ihren Tod im Alter von plus/minus 80 Jahren, sahen sich mit mehreren akademischen Titeln und beruflichen Erfolgen dekoriert, hatten die Welt bereist, eine Familie gegründet und mindestens ein Buch publiziert, bevor sie ihre Reise auf Erden beendeten.

Dann war Laura dran. Ich habe keine Kopie ihres Textes, aber das Wesentliche weiß ich auswendig. Sie sagte, sie hätte andere Erfolgsmaßstäbe. Sie wisse nicht, was die nächsten drei Monate bringen würden und noch viel weniger, wie es um sie in vier Jahren stünde. Aber sie lebe ihr Leben, als gäbe es ein glückliches Ende, und dass jeder Augenblick kostbar sei. Sie erzählte uns von der Mukoviszidose und beschrieb ihre Zukunftsaussichten in medizinischen Begriffen. Ich weiß nicht mehr, ob sie das Wort *Transplantation* erwähnte oder nicht. Aber sie erwähnte ihr Schreiben und wie glücklich sie sei, in diesem Moment an diesem Tisch zu sitzen. All das sagte sie ganz ruhig, mit ihrer klarsichtigen Courage.

Wir waren wie vor den Kopf geschlagen und mich plagte die Reue. (Diese Aufgabe werde ich nie mehr als Eröffnungsaufgabe für diesen Kursus verwenden.) Die Diskussionen zwischen den Seminarteilnehmern wurden unmittelbar differenzierter und weniger heroisch. Wir alle konnten freier über unsere Zweifel reden und über Ängste und Dinge, die wir bedauerten, und das wäre wohl ohne Lauras leuchtendes Beispiel sonst nicht zu einem so frühen Zeitpunkt im Lauf des Seminars der Fall gewesen. Das war meine Initiation in die Welt der Mukoviszidose und in Lauras Lebensweg, der auf diesen Seiten ausgebreitet wird. Es war eine faszinierende Reise, auch wenn ich mit meinem Auftritt darin nicht restlos zufrieden bin.

Überflüssig zu sagen, dass Lauras Anwesenheit im Seminarraum uns alle bereicherte. Wir freuten uns auf Lauras Beitrag zu jeder Aufgabe. Berühmt wurde ein Vorfall bei einer anderen Aufgabe kurze Zeit später im Zusammenhang mit dem so genannten »Körper-Stück«. Die Studenten arbeiteten in Kleingruppen und lasen sich gegenseitig ihre Texte laut vor. Ich spazierte durch Horace Mann Hall, das altehrwürdige Gebäude der philologischen Fakultät mit seinen unzähligen Ecken und Nischen, und lauschte dem Stimmengewirr der »*Lifewriter*« bei ihren Lesungen. Als ich um eine Ecke bog, fiel mir Mollie auf, die benommen zur Damentoilette wankte. Es stellte sich heraus, dass Mollie, eine recht kernige Medizinstudentin mit Nerven wie Drahtseilen, Lauras eloquente Beschreibung ihres Blutkreislaufs fast umgehauen hätte. Das nenne ich Schreiben mit Wirkung!

Latoya Sutton, Freundin aus der Highschool

Es ist schwer, anderen Menschen Laura zu erklären. Sie ist keine Durchschnittszwanzigjährige, aber ich finde es schrecklich, sie über ihre Krankheit zu definieren. Wenn ich versuche, Freunden, die nicht mit mir zur Highschool gingen, die erstaunliche Persönlichkeit des Mädchens zu erklären, mit dem ich befreundet bin, habe ich nie das Gefühl, dass ich ihr gerecht würde. Es fällt mir schwer, meine Gefühle ihr gegenüber zu erklären, weil ich den Eindruck habe, einem Geheimclub anzugehören, einem Kreis von Menschen, die diese wunderbare Person kennen und deswegen ein anderes, besseres Leben führen, aber die meisten Menschen haben überhaupt keinen Begriff davon, wie das ist. Als ich erfuhr, dass sie sich für eine Transplantation entschieden hatte, dachte ich, es wäre schon okay und ich könnte damit genauso umgehen wie mit all den anderen Vorfällen, die sich im Lauf der Jahre ereignet hatten. Als sie mir erzählte, sie würde die Uni verlassen und nach Boston gehen, um auf die neuen Lungen zu warten, dachte ich immer noch, es wäre okay. Eines Tages hörte ich einen Vortrag von ihr über Mukoviszidose für Erstsemester im Medizinstudium und ging anschließend ins *Ratty* zum Lunch … und brach in dem Moment in Tränen aus, als mich meine Freunde fragten, wie der Vortrag gewesen sei.

An dem Tag, an dem der Anruf kam, an dem Tag, als die Transplantation ihren Lauf nahm, war ich einkaufen, ich besorgte Sachen für die Uni in Target. Ich erinnere mich deutlich, dass ich zwischen den Regalen mit Saft stand, als mein Handy klingelte. Ich wusste nicht, ob ich lachen, weinen oder in Ohnmacht fallen sollte. Ich wollte jedem im Laden zurufen: »Alle mal herhören, das ist superwichtig. Gerade passiert etwas Unglaubliches!!« Wie kann man Socken kaufen, während meine Freundin auf Leben und Tod unterm Messer liegt? Ich erklärte meiner Mutter, was los war und rief gleichzeitig meine besten Freundinnen an, um die Telefonkette am Leben zu halten. Den Rest des Tages fühlte ich mich total hilflos, ich wäre gern in Boston gewesen, aber das war unmöglich. Stattdessen bettelte ich um Neuigkeiten bei ihrer Zimmergenossin und versuchte, meinen Blutdruck niedrig zu halten.

Ich besuchte Laura zu Hause in New York im August 2001, einige Wochen nach der Transplantation. Ich erinnerte mich an das allererste Mal, als ich diese Wohnung betrat, zu einem Kostümfest anlässlich ihres Geburtstags. Damals gingen wir in die achte Klasse. Ich musste mich noch an meine neue Schule gewöhnen, aber trotzdem hatte ich in Laura bereits eine Freundin gefunden. Aber in diesem letzten August erstaunte mich die Tatsache, dass ich nur wenige Jahre zuvor Lauras Zuhause mit Themenpartys und Übernachtungen verbunden hatte und nun dort etwas völlig anderes gefeiert wurde.

Im Herbst 2001 verbrachte ich ein Semester im Ausland, auf Barbados. Es war nicht so einfach, meine E-Mails abzurufen, aber ich wartete ängstlich auf die Updates von Laura. Ich fühlte mich ein bisschen abgeschnitten von den Vereinigten Staaten und das frustrierte mich ohne Ende. Ich war zwar sehr begierig, Lauras Mails zu lesen, aber es fiel mir auch sehr schwer, denn ich konnte mit dem ganzen Medizinerjargon wenig anfangen und verstand deswegen wenig, wenn sie die neuesten Infektionen oder Komplikationen auf Grund der Transplantation beschrieb. Laura tat zwar ihr Möglichstes, um alles zu erklären, aber trotzdem war ich die meiste Zeit reichlich verwirrt und fragte mich: »Aber wie geht es dir?« Zum ersten Mal, seit ich sie kannte, konnte ich sie nicht mit eigenen Augen sehen. Ich konnte nicht in ihre Augen schauen und diese unverwechselbare Laura sehen, und das jagte mir fürchterliche Angst ein. Manchmal heulte ich, nachdem ich eine E-Mail von ihr gelesen hatte, und mein Freund versuchte, mich zu beruhigen, obwohl er nicht ganz mitkam, weil ich ihm die ganze Geschichte nicht richtig erklären konnte.

Meine Eltern fragen oft nach Laura, sie wissen, wie wichtig Laura für mich ist. In den Weihnachtsferien meinte mein Vater (man denke sich den West-Indian-Akzent dazu): »Diese Laura ist was Besonderes, wie ein Stehaufmännchen.« Er hat Recht, finde ich. Laura kennen ist wie Achterbahn fahren. Es macht ein bisschen Angst und es geht alles verdammt schnell, aber man erlebt auch erstaunliche Höhen und es ist wahnsinnig spannend. Ich bin ein besserer Mensch, weil ich das Glück habe, sie zu kennen. Ich möchte ihre Freundschaft um nichts in der Welt missen.

Megan Nicolay, hat früher in Brown studiert

Weil sie für ein Leben atmet
Ein Rahmen, angepasst an ihre Schultern
Gebaut für eine Last

In zwei gleiche Teile geteilt:

Lungen eingespannt
Die Wörter gesprochen,
aufgehängt
in der Zeit des Seins
sie wartet auf eine neue Maschine

Ich erinnere mich an diese (Maschinen-)Lyrik
Und sie, wartend auf eine neue
Eine neue Strophe, eine neue Maschine

Um von Messern geheilt zu werden, gebrandmarkt
Mit einem Lächeln, eingeritzt in ihre Brust –
auch sie atmet für ein Leben
das ist meine böse Lunge, sagt sie
sie liegt da in der Schüssel (neben dem Bett).

Mit Geschichten von Schleim
Und von eingedicktem Atem.
Sie kennt das Durcheinander genau, die Drähte, wie ihre Arme und Beine.
Die Schläuche kommen aus ihrem Körper wie flüchtende Venen.
Die Narben sind eine exotische Kette, die sich auf ihrem Leib festgesetzt hat.

Wieder ganz werden
Sie atmet und
Achtet nicht einmal darauf

Wir empfingen das Wort, und es war als hätte Sie
Es zweimal gesagt
Um es still zu betonen
Als hätte sie es zweimal gesagt
Um zu beweisen, dass es tatsächlich ausgesprochen war

◆◆◆

Ich weiß nicht, wen ich bevorzuge
Die Schönheit der Melodie
oder die Schönheit der Anspielung
Das Zwitschern der Amsel
oder der Moment direkt danach

Wallace Stevens, *Thirteen Ways of Looking at a Blackbird*
(Dreizehn Wege, eine Amsel zu betrachten)

EPILOG

9. Januar 2003

Also zuerst bin ich durchgedreht. Aber das haben wir mit Tabletten in den Griff bekommen. Dann bin ich letzten Sommer beim Rollerskatefahren auf dem Bürgersteig Ecke 71st Street und Second Avenue unglücklich gestürzt und habe mir die Hüfte gebrochen. Musste deswegen operiert werden. Ich schaffte es unmittelbar nach dem letzten Tropfen einer aus vier Einheiten bestehenden Bluttransfusion, die Hochzeit einer lieben Freundin in Atlanta mitzufeiern, und war eine Woche später wieder New York City für ein Sommerpraktikum bei der Legal Aid Society.

Meinen Transplantationsgeburtstag feierte ich einige Wochen später und war ziemlich skeptisch, was mein zweites Jahr betraf, denn die letzte Biopsie zeigte eine akute Abstoßungsreaktion. Die Ärzte munterten mich auf und sagten, es hätte nichts zu bedeuten. Aber wie immer hatte ich eine Vorahnung von dem, was kommen würde, und wie immer hatte ich Recht.

Der Herbst 2002 bestand aus einer ganzen Serie von Krankenhausaufenthalten auf der 8. Nord, bei denen ich meine Bekanntschaft mit meinen Lieblingen unter den jüngeren Transplantationspatienten vertiefen konnte, ganz zu schweigen von den Krankenschwestern und anderen Krankenhausmitarbeitern. Ab einem bestimmten Zeitpunkt hörte ich einfach auf, das Krankenhaus zu verlassen. Immerhin habe ich zwei Ausflüge unternommen, einen nach New York City und einen nach Maine mit Bryan, meinem Freund.

Die Behandlung folgt neuesten medizinischen Erkenntnissen und ist jetzt schon weiter als im ersten Jahr nach der Transplantation und so speziell, dass selbst die meisten Ärzte die Vielschichtigkeit meines Falls nicht nachvollziehen können. Bestimmte Radiologen müssen sich meine Aufnahmen ansehen, bestimmte Chirurgen müssen die Operationen durchführen. Weitere Lungenspiegelungen, weitere Biopsien, weitere Fragen, und um Thanksgiving herum zog ich zurück nach New York, weil man eine chronische Abstoßungsreaktion festgestellt hatte und es kurativ nichts mehr gab, was man zur Heilung hätte tun können.

Ich habe für New Yorker Verhältnisse unglaublich schnell eine Wohnung in Manhattan gefunden. Bryan und ich zogen zusammen, aber ich konnte an Weihnachten nicht mit zu seiner Familie nach Virginia fahren, ich war einfach zu krank dazu. Stattdessen verbrachte ich mein vermutlich letztes Weihnachtsfest nicht zu Hause bei meinen Eltern, sondern im Krankenhaus. Es war in der langen Geschichte meiner Krankenhausaufenthalte das erste Fest, das ich nicht schon früher dort verbracht hatte.

Ich verließ das Krankenhaus an Silvester mit so hohen Sauerstoffgaben, wie ich sie bisher noch nie benötigt hatte. Ging zum Friseur und dann zurück in meine Wohnung, um mich auf den geplanten Abend vorzubereiten. Bryan und ich schafften es kaum zu meiner eigenen Party, weil ich so langsam geworden bin. Rund 150 Menschen erwarteten uns auf dem Schiff, das wir gemietet hatten, viele Freunde, viele Freunde von Freunden. Wir fuhren so nah wie möglich an die Freiheitsstatue heran, und während wir das Feuerwerk betrachteten, war ich von vier der wichtigsten Menschen in meinem Leben umgeben.

Heute Abend in der Lungen-Intensivstation vom Mount Sinai habe ich beobachtet, wie ein Baby am anderen Ende des Gangs intubiert wurde. Wie immer kam die Krankenschwester danach in mein Zimmer und sagte: »Entschuldige die Verspätung, wir hatten einen Notfall«, als hätte ich keine Augen im Kopf, mit denen ich selbst sehe, was vorgeht. Vor langer Zeit schon habe ich aufgehört, mitzuzählen, wie viele meiner Freunde im Krankenhaus gestorben sind, wie viele andere Kinder gestorben sind, aber ich kann nicht vergessen, wie schrecklich sich meine Freundin Sophie gefürchtet hat, als sie im Alter von 17 Jahren starb, ich sah es in ihren Augen. Sie starrten mich durch die Glasscheibe im Columbia Hospital an. Sie lag schon im Delirium, aber sie sah mich, winkte und fiel wieder zurück in ihr Delirium.

Und jetzt wird mir bewusst, dass mein Kurzzeitgedächtnis immer häufiger versagt, dass ich immer mehr Sauerstoff brauche, dass ich Momente habe, in denen ich mich frage, ob es nicht doch einfacher wäre, zu sterben, statt weiterzuleben. Am Ende komme ich immer wieder zu dem Schluss, ich will leben, aber … Wie kann ich mich dem Tod überlassen, wenn ich doch am meisten fürchte, keine Luft mehr zu bekommen?

DANKSAGUNG

Dieses Buch ist das Ergebnis vieler Bemühungen von vielen Menschen. Danke an Bob Miller, President von Hyperion Books, mit dem mich das Interesse an Beach Haven, New Jersey, verbindet. Danke an meine Englischlehrerinnen in Chapin, Mrs Wanda Greene, Mrs Putnam und Mrs Rinden, die die Geheimnisse des Schreibens weitergegeben haben. Danke auch an meine Professorin in Brown, Gale Nelson, die zwei von mir besuchte Lyrik-Workshops geleitet hat, und Carol Deboer-Langworthy, ohne die ich niemals angefangen hätte, meine Erinnerungen zu schreiben. Danke auch an Professor Keach, meinen Tutor, und Rektor Edward Beiser, dessen Worte man immer ernst nehmen sollte. Danke auch an Sue Ellen Thompson, meine Schreiblehrerin bei der New England Young Writers Conference in Breadloaf, an David Daniels, meinen Schreiblehrer im Bennington July Program, und an Liz Ahl, meine Schreiblehrerin beim UVA Young Writers Workshop.

Danke an einige meiner Freunde und Freundinnen für ihre kritischen Anmerkungen und ihre Beiträge: Lauren Bonner, Kat Forcier, Lucy Boyle, Abby Logan, Will Schutt, EB Kelly, Alex MacCallum, Molly Boyle, Abigail Greenbaum, Allegra LaViola, Dave Olsen, Bryan Doerries, Rachel Lewis und den Mitarbeitern auf der 8. Nord im Boston Children's Hospital. Danke an Doktor Burr und Laura Basili, die mich ermutigt haben, über meine Erfahrungen mit der Transplantation zu schreiben. Danke auch jenen, die bei der Veröffentlichung dieses Buches helfen werden: Diane Sawyer, Kristin Adams, Kristine Murphy, Tracy Cochran (die mich Joy vorgestellt hat), Emily vom Magazin *Glamour,* NPR und der Cystic Fibrosis Foundation.

Danke an Mary Ellen O'Neill für ihre Geduld und ihre fachliche Beratung, Joy Harris für ihren Glauben an dieses Buch und an Joe Richman, der trotz meiner nicht immer fröhlichen Antworten auf seine Nachfragen dafür gesorgt hat, dass meine Stimme im ganzen Land gehört wurde.

Aber am wichtigsten von allen ist mir der Dank an Familien wie die Howards, die O'Keefes, die Provders, die Doerries, die Grants und zahllose andere, die meine Familie über weite Strecken unterstützt haben.

Über die Christiane Herzog Stiftung

Von ihren ersten Begegnungen mit jungen Mukoviszidose-Betroffenen und ihren Familien war Christiane Herzog vor 20 Jahren so beeindruckt, dass sie beschloss, die Sache der Muko-Kranken zu ihrer eigenen zu machen. Ihre Arbeit stellte sie unter das Motto »Mit Taten helfen«. Diesem Leitspruch ist die Christiane Herzog Stiftung, die das Lebenswerk und das Vermächtnis ihrer Namensgeberin ist, weiter verpflichtet.

Junge Mukoviszidose-Kranke brauchen nicht unser Mitleid, sondern unsere gelebte Solidarität. Es geht darum, die Lebensqualität und die Lebensquantität, die in den letzten Jahren kontinuierlich verbessert wurden, weiter zu steigern. Dafür setzt sich die Christiane Herzog Stiftung ein. Wir fördern die Forschung, unterstützen die Spezialambulanzen für Mukoviszidose, finanzieren Klimatherapiekuren und helfen in sozialen Notlagen. Besonders wichtig ist uns der Ausbau der Betreuung für junge Erwachsene mit Mukoviszidose. Dank der Fortschritte in Forschung und Therapie erreichen heute immer mehr Betroffene das Erwachsenenalter. Das stellt uns vor neue Herausforderungen, denen wir mit altersadäquater Behandlung und passenden Beratungs- und Begleitungsangeboten etwa bei Fragen der Berufswahl und der Familiengründung begegnen müssen. Dabei sind wir auf möglichst breite Unterstützung angewiesen. Helfen Sie uns, damit wir helfen können und damit möglichst viele Mukoviszidose-Betroffene so normal, wie es geht, mit ihrer Krankheit leben können. Ich bin sicher: Das hätte auch Laura Rothenberg sich gewünscht.

Rolf Hacker
Vorsitzender der Christiane Herzog Stiftung

Weitere Infos unter www.christianeherzogstiftung.de oder unter www.muko.info.

Spendenkonten der Christiane Herzog Stiftung:

Deutsche Bank 24
Konto 11 55 555
BLZ 660 700 24

Stadtsparkasse München
Konto 9191
BLZ 701 500 00